CONTRIBUTION A L'ÉTUDE

DES

KYSTES HYDATIQUES

COMPRIMANT

LA MOELLE ÉPINIÈRE

PAR

Paracelse-Élie-Désiré BELLENCONTRE,

Docteur en médecine de la Faculté de Paris,
Lauréat des hôpitaux et de l'Ecole de médecine de Rouen
(4 méd. d'argent 1862-63-64).
Lauréat de la Société protectrice de l'enfance de Paris (méd. d'arg. gr. mod. 1868),
Titulaire de la Croix de la Société internationale de secours aux blessés
des armées de terre et de mer (1870-71),
Membre de la Société des Amis des sciences naturelles
et de plusieurs Sociétés savantes,
Ex-médecin de l'Assistance publique de la ville de Rouen.

PARIS

GEORGES MASSON, ÉDITEUR

Libraire de l'Académie de médecine

PLACE DE L'ÉCOLE-DE-MÉDECINE

1876

CONTRIBUTION A L'ÉTUDE

DES

KYSTES HYDATIQUES

COMPRIMANT

LA MOELLE ÉPINIÈRE

PAR

Paracelse-Élie-Désiré BELLENCONTRE,

Docteur en médecine de la Faculté de Paris,
Lauréat des hôpitaux et de l'Ecole de médecine de Rouen
(4 méd. d'argent 1862-63-64),
Lauréat de la Société protectrice de l'enfance de Paris (méd. d'arg. gr. mod. 1868),
Titulaire de la Croix de la Société internationale de secours aux blessés
des armées de terre et de mer (1870-71),
Membre de la Société des Amis des sciences naturelles
et de plusieurs Sociétés savantes,
Ex-médecin de l'Assistance publique de la ville de Rouen.

PARIS

GEORGES MASSON, ÉDITEUR

Libraire de l'Académie de médecine

PLACE DE L'ÉCOLE-DE-MÉDECINE

1876

OUVRAGES DU MÊME AUTEUR

De l'emploi de l'Huile de Pétrole dans le traitement du Prurigo. — Paris, 1865.

Note sur un Froment (*Triticum*) provenant de semence trouvée dans un tombeau en Égypte. — Rouen, 1867.

Une inspection médicale chez les Nourrices des environs de Rouen. — Paris, 1868.

Note sur le Raphanus Caudatus. — Rouen, 1868.

Hygiène du Vélocipède, influence de cet exercice sur la santé. — Rouen, 1869.

Zig-Zags chez nos Ennemis, Douze causeries populaires sur l'Hygiène. — Rouen, 1869-1870.

CONTRIBUTION A L'ÉTUDE

DES

KYSTES HYDATIQUES

Comprimant la Moelle épinière

.... Les sciences et les arts ne se jectent pas en moule, ains se forment et figurent peu à peu en les maniant et polissant plusieurs fois, comme les ours façonnent leurs petits en les leschant à loisir; ce que ma force ne peult descouvrir, je ne laisse pas de le sonder et essayer; et en retastant et pestrissant cette nouvelle matière, la remuant et l'eschauffant, j'ouvre à celuy qui me suyt quelque facilité pour en jouyr plus à son ayse, et la luy rends plus souple et plus maniable.

(Montaigne, *Essais*, liv. II.)

En 1872, je suivais à l'Hôtel-Dieu de Rouen la clinique externe du docteur Flaubert, lorsque mon attention fut appelée sur un malade couché salle Saint-Charles, pour un ulcère variqueux; ce malade éprouvait, en plus, depuis plusieurs mois, dans les parois thoraciques, des douleurs localisées sur le trajet des nerfs intercostaux, et, en raison aussi des phénomènes stéthoscopiques observés dans le thorax, on avait cru qu'il s'agissait d'une névralgie intercostale symptomatique d'une pleurésie enkystée ou de vieilles adhérences pleurétiques ; cette maladie présentait des caractères assez insolites et assez anormaux pour faire distinguer ce malade des autres patients, et ce ne fut que plus tard que la maladie évolua dans le sens d'une myélite avec symptômes de compression de la moelle épinière. A l'autopsie, on reconnut que l'on avait eu affaire à une tumeur hydatique intra-thoracique ayant pénétré dans le canal rachidien. C'est alors surtout que la marche particulière de cette affection revint plus vivement à notre esprit et que nous nous demandâmes s'il eût été possible de diagnostiquer cette affection, à l'existence de laquelle on n'avait pas songé.

Il nous a semblé intéressant de reproduire cette observation, d'analyser, de réunir les faits semblables, connus et publiés, assez rares d'ailleurs, de les grouper, les comparer, et, si, pour le moment, nous constatons encore l'impuissance actuelle de nos moyens de diagnostic pour différencier les phénomènes produits par la présence d'une kyste parasitaire, des troubles provoqués par toute autre tumeur extra-médullaire venant à comprimer la moelle épinière, peut-être, plus tard, aurons-nous la satisfaction d'avoir contribué au diagnostic différentiel de ces diverses affections, diagnose qui ne peut être faite qu'en s'appuyant sur la seule base véritable d'une description pathologique, c'est-à-dire sur l'observation ; puis, dans les sciences, ne sont-ce pas souvent les faits observés la veille qui, en attirant l'attention sur eux, dirigent les recherches du lendemain ?

Pour aplanir nos recherches bibliographiques, nous avons fait appel à l'obligeant concours de notre ancien maître, le savant directeur de l'école de Rouen, M. le docteur Leudet, dont les connaissances sont bien connues en cette matière, et, malgré ses indications, nous n'avons pu recueillir qu'un nombre fort restreint d'observations, dont quelques-unes sont d'une fâcheuse brièveté et laissent, pour la plupart, à regretter l'absence complète de toute mention, même au sujet de phénomènes très-importants.

Nous lisons dans le traité des maladies de la moelle épinière d'Ollivier (d'Angers), tome II, page 527 : « Il n'est pas très-rare de trouver un plus ou moins grand nombre d'acéphalocystes contenus entre le canal osseux des vertèbres et la dure-mère rachidienne ou bien dans la cavité des membranes de la moelle. » Nous avouons avoir été surpris de lire ce passage, quand cet auteur même ne cite que cinq observations de cette nature, et que nous, qui avons compulsé un grand nombre d'ouvrages, des revues françaises et étrangères, et, à quarante ans de distance, n'avons pu en recueillir que seize cas empruntés aux annales de la science; disons, de suite, qu'il nous a été impossible de nous procurer les deux ouvrages suivants : *Rokitansky*, *Lehrbuch du path. anat.* *Wien*, 1856 et *Förster*, *Handbuch der spec. path. anat. Liepzig*, 1854, indiqués par Jaccoud à propos des echinococcus du canal rachidien ; nous ignorons donc si ces travaux contiennent des observations de cette affection.

La rareté relative de cette maladie, le silence presque complet des auteurs, à cet égard, nous ont engagé de plus en plus à attirer sur elle l'attention du monde médical : *Versabor in re difficiti ; eam, ut potero, explicabo* (1).

L'Observation I, page 9, fait donc la base de ce mémoire, je l'ai reproduite avec tous les détails que j'ai recueillis, et qui eussent été, certes, plus complets, si l'on avait pu, pendant la vie du malade, arriver à un diagnostic positif.

Tous les cas relatifs aux hydatides de la cavité rachidienne m'ont paru pouvoir être réunis en deux groupes : le premier, dans lequel je place le fait qui m'est propre (obs. I, Pl. I et II), comprend les hydatides développées primitivement en dehors du canal rachidien et ayant ensuite pénétré dans ce canal, soit que le kyste y entre lui-même, soit qu'il se rompe à l'entrée et laisse seulement pénétrer les vésicules.

Au second, se rapportent les hydatides développées d'emblée, entre la moelle et le canal osseux du rachis, ou dans le tissu propre de le moelle épinière.

Les tumeurs hydatiques, par pénétration ou envahis sement secondaire du rachis, formeront la première série de nos observations ; les échinocoques développés d'emblée dans le rachis formeront notre deuxième série.

On peut diviser l'évolution de l'affection qui nous occupe, tant au point de vue de l'anatomo-pathologie que de la symptomatologie, en deux périodes assez distinctes :

Dans la première période, un ver s'introduit dans l'économie, il s'arrête dans tel ou tel point de l'organisme *en dehors du rachis*, il apporte d'abord des entraves

(1) Cicero, *de Officiis*.

légères aux fonctions de l'organe ou de l'endroit qu'il affecte et dénote sa présence par quelques symptômes locaux; puis il envahit secondairement le canal vertébral; par sa progression, il repousse les parties environnantes, les dissèque, use les os, les perfore, agrandit les ouvertures naturelles, ou s'en crée de nouvelles en irritant les organes et les nerfs voisins; dans d'autres cas, il se développe primitivement dans le rachis, y reste enfermé jusqu'à la mort, ou, par une compression graduellement croissante, finit par surmonter la résistance des ligaments, des parties osseuses, dissèque les muscles et fait saillie au dehors (obs. IX).

Dans la deuxième période, que le kyste ait pénétré dans le canal, qu'il y ait versé son contenu, ses parasites, ou qu'il y ait pris naissance, il agit, par son contact, en irritant la moelle, ses nerfs et ses enveloppes, il la comprime, l'enflamme, l'indure ou la ramollit; de là une suppression partielle ou totale de fonctions indispensables.

SÉRIE I.

Hydatites développées primitivement en dehors du canal rachidien, et ayant ensuite pénétré dans ce canal.

Obs. I (Inéd.).—Chute et contusion violente de tout le côté gauche du corps. Douleurs continues avec exacerbations dans le côté gauche de la poitrine pendant quatorze mois. Signes stéthoscopiques anormaux dans le thorax. Fourmillements, crampes, faiblesse, contracture temporaire, puis permanente dans les membres inférieurs; phénomènes d'hyperesthésie et d'anesthésie légers ; paraplégie, mort. Kyste hydatique uniloculaire intra-thoracique accolé aux 6e, 7e et 8e vertèbres dorsales et aux côtes correspondantes. Lésion osseuse, pénétration du kyste dans le rachis par les trous de conjugaison ; myélite au niveau de la compression avec induration grise au-dessus et au-dessous du ramollissement ; lésion des nerfs intra-rachidiens.

Lat... (Jules Zachariel), âgé de 39 ans, déchargeur de navires, a constamment joui d'une bonne santé, a fait sept ans de service militaire dans un régiment de cavalerie; à 19 ans, a été atteint d'une blennorrhagie qui a duré six semaines, mais n'a jamais eu de chancre ni de syphilis constitutionnelle; en 1860, à la suite « d'une noce, » il eut une jaunisse qui disparut en trois jours. Il ne fait pas habituellement d'abus alcooliques, pas de pituites le matin, pas de tremblement des mains ou de la langue; jamais de rhumatismes articulaires.

Vers la fin de 1866, L.... tomba en déchargeant une péniche dans la cale de ce bateau et fut apporté à l'hospice général dans le service de mon regretté maître le Dr J. Hélot, où il resta 15 jours, ayant présenté des contusions à l'épaule, et des ecchymoses à la hanche et à la fesse gauches. Il reprit ses travaux et les continua jusqu'en mai 1872, époque à laquelle il entra à l'Hôtel-Dieu de Rouen, dans le service chirurgical du Dr Flaubert, pour un ulcère variqueux de la jambe droite, et se plaignant de douleurs, tantôt sourdes, tantôt aiguës, qu'il ressentait depuis plus d'un an, dans le côté gauche de la poitrine, douleurs qui ne l'empêchaient, que par moment, de travailler; de plus il était « court d'haleine » il montait un escalier rapide avec peine, ne pouvait courir et se coucher sur le côté gauche que difficilement. Il fait remonter le commencement de cette oppression à deux ans environ : le jour de la noce d'un de ses camarades, en 1870, il s'aperçut que la danse lui donnait de la dyspnée.

Le 19 juillet 1872, deux mois après son entrée, voici l'état dans lequel nous l'observons :

L.... est bien constitué, il a les cheveux chatains, toute la charpente osseuse est vigoureuse et largement taillée. Sa mère a succombé à l'âge de 63 ans, à la suite d'une affection thoracique aiguë; *pater ignotus*, n'a ni frère ni sœur.

Il nous raconte que depuis une année environ, il a éprouvé une douleur vive dans le côté gauche du thorax, point sur lequel un médecin de la ville a fait appliquer des ventouses; il a constamment souffert de douleurs vagues dans le dos, entre les deux épaules et même dans « la peau du ventre » à gauche; depuis son entrée à l'hôpital, ces douleurs ont augmenté, et il attribue cette aggravation au lit et à l'inaction qu'il garde constamment.

Aujourd'hui, il se plaint beaucoup de l'épaule gauche; il a des douleurs en travers le corps vers la huitième et la neuvième côte qui semblent siéger dans les branches des nerfs intercostaux; dans aucun des points d'émergence des nerfs, ces douleurs ne sont augmentées par la pression ni dans l'intervalle des cartilages sterno-costaux, ni dans les espaces intercostaux; c'est plutôt un sentiment de gêne continuel, une douleur sourde dans les deux côtés de la poitrine, principalement à gauche, vers la partie moyenne et inférieure du thorax, mais par moment, cette douleur augmente brusquement, est si aiguë qu'elle lui arrache un cri, et dure ainsi 24, 48 et même 72 heures, ne cédant pas aux injections hypodermiques de morphine à haute dose que l'on a plusieurs fois renouvelées sans résultat. Il compare ces douleurs à un sentiment de torsion des côtes. Le point principal de la douleur est toujours le même et n'a jamais cessé d'exister depuis le début de son affection; à cet endroit, la peau est souvent très-sensible, et le contact de la chemise ou d'un corps froid surtout, est très-douloureux. Ces phénomènes d'hyperesthésie disparaissent par moment. On ne trouve aucune déformation ou déviation du rachis.

Depuis un mois à peu près, L.... se plaint de crampes, d'élancements et de fourmillements dans les jambes et le bras gauche *qui le picote*; les téguments ne sont pas insensibles à la piqûre d'une épingle, il éprouve un sentiment de chaleur dans les deux jambes et les sort hors du lit la nuit; la faiblesse est manifeste dans les membres inférieurs, qui sont un peu roides, par moments, dans la marche.

A l'auscultation, les battements du cœur sont réguliers, mais le maximum des bruits, paraît s'entendre un peu plus vers la ligne médiane que de coutume.

La percussion de la poitrine donne une sonorité exagérée sous la clavicule gauche; vers la partie moyenne et inférieure du thorax de ce côté, en arrière, point où le malade se plaint que la percussion est douloureuse, dans un espace de 12 à 15 centimètres, il y a une matité réelle avec moins d'élasticité sous le doigt; la poitrine paraît comme dilatée à cet endroit et la respiration y est nulle, au-dessus de cet espace, la sonorité redevient normale, la respiration est affaiblie, comme lointaine, sans souffle; pas d'égophonie. Ni souffle, ni râles, à droite, avec respiration normale. Le malade tousse un peu, la toux est sèche et existe depuis plusieurs années, expectoration rare, crachats visqueux, aérés.

A l'endroit du thorax où la matité est notée, L.... se plaint, depuis longtemps, de la sensation « d'un liquide froid, que l'on répandrait goutte à goutte entre cuir et chair ou d'une grosse araignée qui marcherait sous la peau. » C'est à cet endroit que se trouve le siége habituel et continu de la douleur que nous avons signalée plus haut.

Peu d'oppression, L... est toujours couché sur le côté gauche, Miction normale, constipation habituelle; pouls à 78, T. 37, 6. Pas de soif; le malade mange trois portions et prend 4 grammes de bromure de potassium chaque jour. Plusieurs vésicatoires ont été appliqués sur les points douloureux et pansés avec de la morphine. Frictions à l'alcool camphré sur les membres.

L'état de L.... reste à peu près stationnaire jusqu'au mois d'octobre 1872; les douleurs sont les mêmes dans les parois thoraciques, mais elles reviennent aiguës plus souvent; mêmes senations, mêmes phénomènes à la percussion et à l'auscultation dans le point signalé du thorax; le rachis a toujours sa rectitude habituelle.

Le 21 octobre. L.... éprouve toujours des fourmillements, des picotements avec sensation de chaud et de froid dans les membres inférieurs; il a des douleurs dans les genoux et le gros orteil gauche, qui ne sont ni rouges ni gonflés ; il accuse dans les membres inférieurs des crampes, des secousses, et quelques contractures spasmodiques dans les cuisses et surtout les mollets ; pas d'anesthésie des membres inférieurs; depuis 15 jours, la progression devient de plus en plus difficile; un peu de difficulté dans l'émission de l'urine, même constipation ; l'ulcère variqueux est cicatrisé depuis deux mois.

Le 10 novembre. Intelligence parfaite. Depuis deux jours, le malade souffre davantage dans les membres abdominaux; il a peine à remuer et à fléchir les membres, ils sont dans un état de roideur qui existe et disparaît alternativement, il ne peut plus descendre de son lit ; pas de douleurs le long de l'épine dorsale. Même prescription. On continue le bromure de potassium à la dose de 4 grammes.

Le 23 novembre. L'état de L..... s'est beaucoup aggravé, nous le trouvons couché en travers de son lit, toujours sur le côté gauche ; les membres inférieurs complètement paralysés, il les remuait encore il y a 5 jours ; ils sont rigides et dans la flexion, la jambe gauche plus fléchie que la droite; il souffre beaucoup dans les jambes, soubresauts douloureux ; en chatouillant la plante des pieds, les membres se soulèvent violemment et convulsivement. Ces membres sont presque insensibles à la piqûre, le pouls est à 88, T. 37, 8. Un peu d'amaigrissement ; rougeur au sacrum, même signes à l'auscultation et à la percussion du thorax. On applique des pointes de feu le long du rachis dans les gouttières vertébrales; injections sous-cutanées de chlorhydrate de morphine.

Le 22 décembre. L'affection de L... ne fait que s'aggraver de jour en jour; le malade est complètement paralysé du mouvement et du sentiment dans les membres inférieurs qui sont contractés et dans la flexion; douleurs presque continues dans les parois thoraciques, élancements et douleurs très-aiguës dans les membres inférieurs, un peu d'oppression; miction très-difficile, constipation opiniâtre, fièvre le soir, insomnie, T. 37, 8, pouls à 90, inappétence, intelligence intacte, aucun trouble de la vue, eschares au sacrum, au trochanter et au coude gauche. On fait au malade des injections hypodermiques de morphine et plusieurs fois, dans les 24 heures, on a injecté ainsi 12 centigr. de chlorhydrate de morphine.

Le 16 janvier 1873, le malade crie au moindre attouchement; il est immobile dans son lit. Mort le 17 janvier à 1 heure du matin.

Autopsie, 32 heures après le décès. Eschares larges et profondes du sacrum; cadavre peu amaigri, pas de trace de putréfaction.

Rien de particulier dans le cerveau ni dans ses membranes, un peu de sérosité limpide dans les ventricules.

Larynx, trachée-artère normaux. Le foie est de volume ordinaire, quelques adhérences légères au diaphragme, pas de calculs dans la vésicule.

Les reins sont pâles, les capsules se détachent facilement du parenchyme, tissu sain, calices et bassinets non dilatés.

Rien d'anormal dans l'estomac et le canal intestinal qui est ouvert dans toute sa longueur et ne contient aucun fragment de tænia. Rate un peu grosse; vessie normale, pleine d'urine.

Dans aucun organe et dans aucun muscle, dont beaucoup sont coupés en travers, nous ne trouvons de traces d'entozoaires; le tissu musculaire est en général d'une apparence pâle; le cœur et le péricarde sont dans un état sain, le cœur est porté un peu vers la ligne médiane; on remarque à sa pointe et sur la face antérieure deux petites plaques laiteuses, une, de la dimension d'une pièce de 2 francs.

Le poumon droit est sain, pas d'adhérences pleurétiques. Vers la partie moyenne du thorax, côté gauche, en arrière du poumon qui est un peu aplati, refoulé en avant et en haut, diminué de volume et adhérent à la plèvre dans une grande partie de sa hauteur, on trouve une tumeur (Pl. I. B. C.) saillante, résistante, ronde, élastique d'un blanc grisâtre, du volume d'une très-grosse orange, complètement adhérente en avant au feuillet pariétal de la plèvre qui la sépare du poumon, organe qui est lui-même creusé pour la recevoir, mais ne communique en aucune façon avec elle; cette tumeur est accolée aux corps des sixième, septième et huitième vertèbres dorsales, aux septième et huitième côtes, dont la face antérieure est usée, érodée, et dans lesquelles elle s'est creusée une véritable cavité; en dedans, elle est en rapport immédiat avec l'aorte qui est intacte et ne lui est pas adhérente.

Cette tumeur pénètre en arrière dans le canal vertébral, au niveau des trous de conjugaison par une ouverture de communication pratiquée aux dépens des os érodés, usés. Cette ouverture laisse facilement pénétrer deux doigts ; là, elle occupe un espace de 0,06 centimètres et refoule le cordon médullaire à droite, cordon qu'il aplatit et recouvre en arrière entièrement (Pl. II. C.). L'enveloppe de cette tumeur est manifestement moins épaisse dans le canal rachidien que dans sa partie intra-thoracique où elle est formée d'une membrane parenchymateuse blanchâtre, résistante.

Le tissu pulmonaire, en contact *médiat* avec cette tumeur et qui l'entoure, est un peu induré et comme fibreux dans certains endroits ; les deux feuillets de la plèvre sont dans toute leur étendue fortement adhérents l'un à l'autre.

La membrane fibreuse d'enveloppe de la tumeur incisée, on trouve un kyste à une seule loge, contenant dans sa partie intra-thoracique un liquide opalin, un peu trouble, de consistance légèrement oléagineuse, tenant en suspension des lambeaux membraneux d'acéphalocystes, plusieurs vésicules globuleuses intactes, les unes de récente formation, et les autres vieilles, variant entre le volume d'un petit œuf et celui d'un pois, et, dans ce contenu, il fut facile de reconnaître au microscope des crochets et des fragments de crochets d'échinocoques. Dans le canal rachidien et dans l'enveloppe kystique, qui remplissait tout le calibre du canal depuis la partie inférieure du corps de la sixième vertèbre jusqu'à la partie supérieure de la neuvième, (Pl. II. C.) on trouva plusieurs kydatides dont quelques-unes étaient intactes. Une ouverture irrégulière (Pl. B. et II.) établissait une large communication entre la partie intra-rachidienne et la partie intra-thoracique, au fond de laquelle on enlevait, par le râclage, une couche de matière jaunâtre, de consistance gélatineuse.

Les corps des septième et huitième vertèbres dorsales correspondant à la tumeur présentent dans leur partie intra-rachidienne de légères excavations dues au ramollissement et à l'usure du tissu osseux. — Les pédicules des vertèbres et la masse apophysaire latérale gauche de ces deux vertèbres sont détruits en totalité. — Les apophyses épineuses de ces deux vertèbres postérieurement sont intactes jusqu'à leur point de bifurcation antérieure; là, les lames gauches sont entièrement détruites, et les apophyses épineuses ne sont plus adhérentes aux vertèbres que par les lames droites qui sont à peu près intactes ; le col, la tête et la tubérosité des sept. huit. et neuvième côtes, contre lesquelles est accolé le kyste, ont disparu avec les apophyses transverses et articulaires des vertèbres, et il ne reste plus qu'un vaste trou qui donne passage à la poche du kyste dans le rachis ; le corps de ces deux côtes en contact avec la tumeur (Pl. I, D. E. et Pl. II, A. B.) c'est-à-dire dans une étendue de dix centimètres ne représente plus qu'une mince lamelle osseuse externe, boursouflée en forme de coque et percée à sa partie externe d'une trentaine de cloaques dus à la destruction de la substance compacte de ces os.

La moelle et ses enveloppes étaient comprimées par le kyste au niveau des septième et huitième vertèbres dorsales; en ce point, la dure-mère est épaissie et adhérente à l'arachnoïde et à la pie-mère, qui sont, elles-mêmes, le siége d'épaississement dans une étendue de près de 8 centimètres ; la pie-mère et l'arachnoïde sont rouges et un peu injectées de sang dans toute leur étendue.

Le tissu propre de la moelle dans toute son épaisseur et dans un espace de 6 à 7 centimètres environ est d'un blanc sale, ramolli, presque diffluent; au-dessous de cette lésion, la moelle ne présente pas de diminution de diamètre, mais un certain degré de dureté; elle est anémiée et d'une coloration légèrement grisâtre ; la couleur des nerfs de la queue de cheval est d'un blanc mat. — Au-dessus de la portion dorsale ramollie, le tissu, plus ferme qu'à l'état normal et d'une coloration brune avec un piqueté ardoisé beaucoup plus foncé qu'à la partie inférieure; la surface de section de la moelle, à cet endroit, est sèche ; ce n'est qu'à deux centimètres au-dessus et au-dessous du ramollissement de la moelle que nous jugeons macroscopiquement qu'elle a repris son état naturel, les racines et le tronc des septième et huitième branches nerveuses gauches émanant de la moëlle ont été tellement comprimés à leur sortie des trous de conjugaison, qu'ils sont petits, et presque réduits à leur névrilème; dans le reste de leur trajet intercostal, ils sont rouges, tuméfiés.

Réflexions. — Un premier point nous frappe dans cette observation ; le malade tombe à fond de cale d'un bateau, se fait des contusions à gauche qui nécessitent quinze jours de séjour à l'hôpital ; cette cause a-t-elle été capable de déterminer ou de provoquer le développement de son hydatide, selon l'opinion de plusieurs auteurs? Ce n'est que trois à quatre ans après qu'il éprouve une certaine gêne dans la respiration, qu'il s'aperçoit qu'il ne peut danser ; il est vrai que cette dyspnée a pu exister, depuis longtemps, sans atteindre un degré en quelque sorte morbide. Ce n'est pas un ivrogne, sa constitution est bonne, il n'a pas eu de privations, il n'avait donc, de ce côté, aucune véritable prédisposition à contracter cette affection.

Un fait bien remarquable chez ce malade, ce sont les symptômes fournis par l'auscultation et la percussion de la poitrine : matité, abolition de la respiration dans un espace circonscrit où siége précisément une douleur continue depuis plus de trois mois; si, dans une pleurésie enkystée, les mêmes signes stéthoscopiques s'observent, la douleur ne persiste jamais aussi longtemps, elle disparaît au bout de quelques jours; ici, *elle existe toujours sourde ou aiguë.* J'insiste sur ces phénomènes qui n'ont rien, il est vrai, de pathognomonique, mais si, *per vitam*, on s'y fût plus attaché, peut-être eût-on abandonné l'idée d'un épanchement pleurétique.

Cinq ans après la chute, commence le début de la douleur ; le malade ressent dans la poitrine à gauche, des douleurs, tantôt légères, tantôt très-vives, douleurs, qui, par la suite, s'irradient jusque dans les téguments de l'abdomen du même côté, et ce n'est que *quatorze mois après le début de ces pseudo-névralgies* qu'il éprouve des fourmillements, des picotements, des sensations de froid et de chaud dans les jambes et le bras gauche; ce qui indique, d'après les théories admises, que les conducteurs de la sensibilité, c'est-à-dire la substance grise, ont déjà subi une modification pathologique importante ; puis apparaissent des crampes, des secousses, des élancements, et de la faiblesse dans les membres inférieurs avec rigidité intermittente, simple parésie qui est en rapport avec l'interruption des cordons blancs et révèle qu'une cause d'excitation a élu domicile dans ces parties de la moelle, dans les cordons latéraux en particulier, premiers phénomènes de la myélite descendante de ces cordons qui feront bientôt place à une paralysie absolue. A cette phase de son affection, le malade perd l'usage de ses jambes ; il devient graduellement paraplégique, la contracture des membres reste permanente avec attitude de la flexion exagérée ; mais, en chatouillant la plante des pieds, on voit les membres paralysés se soulever convulsivement, conséquence de l'exaltation des propriétés réflexes dans le segment inférieur de la moelle de notre malade. A tous ces symptômes, se joignent la difficulté de l'émission des urines, phénomènes le plus souvent en rapport avec la compression de la moelle vers le milieu de la région dorsale. Enfin, le malade meurt, emportant avec lui le diagnostic porté de : « Pleurésie gauche enkystée, myélite avec accidents de compression de la moelle épinière. »

L'autopsie révèle alors la présence d'une tumeur hydatique intra-thoracique occupant l'espace mat du côté gauche signalé pendant la vie, ayant pénétré dans le rachis et conservé intègre, dans ce canal, son enveloppe kystique. Les échinocoques pouvaient donc communiquer librement de la partie thoracique dans la partie rachidienne. On trouve des lésions des méninges rachidiennes, une myélite avec ramollissement de a moelle épinière au niveau de la compression; au-dessus et au-dessous de ce point, les altérations d'une sclérose secondaire ascendante et descendante, et des lésions des racines et des troncs nerveux intra-rachidiens au niveau des trous de sortie et dans leur trajet périphérique.

Il est à regretter que l'examen microscopique de toutes ces parties ait été négligé, mais nul doute que le résultat des recherches ne se fût accordé avec l'exploration faite attentivement à l'œil nu.

Obs. II (Chaussier) (1). — Grossesse; douleurs pseudo-névralgiques quatre mois avant la paraplégie du mouvement et de la sensibilité des membres inférieurs; troubles oculo-palpébraux. Accouchement spontané sans douleurs, mort. Kyste hydatique sur le côté droit des vertèbres dorsales s'étendant de la partie inférieure de la deuxième à la quatrième côte, pénétrant dans le rachis par le trou latéral droit de la quatrième vertèbre dorsale et comprimant la moelle épinière.

Le 12 mai 1807, on apporte à la Maternité de Paris une brodeuse âgée de 22 ans, qui était au commencement du neuvième mois de sa seconde grossesse, et qui depuis quelques semaines était attaquée d'insensibilité et de paralysie des membres inférieurs; toutes les fonctions paraissaient s'exécuter dans l'ordre naturel, et la malade conservait sa fraîcheur et son embonpoint; seulement nous apprîmes que vers le troisième mois de sa grossesse elle éprouva à la partie supérieure du dos, et un peu à droite, une douleur sourde, mais continuelle, qui devenait plus vive par la toux, le rire, l'éternûment, et qui parfois était accompagnée d'oppression et d'une grande difficulté de respirer, que cette douleur se faisait encore ressentir de temps en temps, quoique d'une manière moins vive. A cette époque, la malade éprouva des frémissements passagers et une sorte d'engourdissement continuel du bras droit, engourdissement qui, lorsque nous la vîmes, persistait encore, mais ne lui en ôtait pas l'usage; le cou s'inclina aussi d'une ma-

(1) Chaussier. Procès-verbal de la distribution des prix faite aux élèves sage-femmes de la Maternité, le 29 juin 1807, p. 28; journal de Corvisart, t. XIV, p. 231; Ollivier (d'Angers), T. de la moelle ép., obs. 92, t. II, p. 527.

nière remarquable en arrière et à droite, et il était si roide, que la malade ne pouvait regarder un objet de côté sans être obligée de tourner tout le corps; vers le sixième mois, elle eut à l'œil droit, par intervalle, des scintillations, des frémissements, des mouvements convulsifs qui persistèrent quelque temps. La paupière fut aussi paralysée du même côté; elle ne pouvait se relever. Ces accidents n'existaient plus lors de l'examen. Enfin, au septième mois, le sentiment et le mouvement se perdirent d'abord dans la cuisse droite et bientôt après dans la gauche; l'excrétion de l'urine et des matières fécales devint moins facile et moins fréquente; la malade fut obligée de garder le lit jusqu'à son accouchement, qui s'opéra tout à coup, sans douleur, à l'insu de la malade, le 4 juin, à trois heures du matin. La malade ne s'aperçut de son accouchement que par la déplétion du ventre et par les cris de l'enfant. Les premiers jours qui suivirent l'accouchement se passèrent fort bien, mais la malade, à des intervalles éloignés, éprouvait des élancements passagers, des soubresauts douloureux tout le long des membres inférieurs, surtout à droite.

Le soir du quatrième jour, fièvre, oppression, pouls serré, fréquent, suppression des lochies, selles fréquentes involontaires, ainsi que l'excrétion de l'urine. Le ventre est souple, sans douleurs, la respiration courte, gênée; il se forme des taches gangréneuses au sacrum, aux fesses; ces symptômes s'aggravent les jours suivants, les forces s'épuisent, et la malade succombe le 13 juin. A l'autopsie, on trouve une légère infiltration de toute la surface du cerveau, un peu de sérosité dans les ventricules.

Dans l'abdomen, tous les viscères sont sains.

Dans le thorax, du côté droit, on trouve quelques cuillerées de sérosité jaunâtre, parsemée de légers flocons albumineux. Le péricarde contient aussi un peu de sérosité; le cœur est sain.

La plèvre ne présentait aucun vestige d'inflammation, les poumons étaient tuméfiés, leur consistance molle. Le poumon droit était fortement adhérent à la partie postérieure et supérieure du thorax. En détachant ces adhérences, on vit que le poumon était compacte en cet endroit, et qu'il faisait partie d'un kyste ovoïde, situé sur le côté droit des vertèbres du dos, qui, du bord inférieur de la deuxième côte, s'étendait à la quatrième et avait à peu près 9 centimètres de long sur 7 de large.

Ce kyste contenait un grand nombre de vers vésiculaires, diaphanes, ovoïdes et de différentes grosseurs; quelques-uns avaient un volume de 2, 3 à 4 centimètres, d'autres étaient de la grosseur d'un pois.

Différents points d'érosion ou d'usure superficielle existaient sur le corps des troisième et quatrième vertèbres dorsales. L'extrémité des côtes qui s'y articulent présentait aussi le même mode d'altération. Entre les troisième et quatrième côtes, on vit une excavation large et profonde qui gagnait la base de l'apophyse épineuse et s'étendait dans l'épaisseur des muscles situés à la face spinale du dos. Au lieu d'être formé par une membrane et des tissus graisseux, comme dans l'état ordinaire, le trou latéral droit de la quatrième vertèbre, qui donne passage à un des nerfs dorsaux, était entièrement ouvert, son diamètre assez agrandi pour admettre l'extrémité du doigt et arriver dans le canal rachidien.

En ouvrant le rachis, on y rencontre une douzaine de vers vésiculaires de différentes grosseurs, qui, de l'ouverture intervertébrale, remontaient jusqu'à la hauteur de la première vertèbre du dos. Là, ils étaient entassés, attachés à la face externe de la méninge et l'embrassaient circulairement comme un anneau ; dans cet endroit, la méninge était épaissie, compacte, sa couleur était rougeâtre, ses vaisseaux capillaires engorgés, et elle formait une sorte de collet qui comprimait le prolongement rachidien de l'encéphale (moelle épinière). La consistance de ce prolongement ne présenta, dans toute son étendue, aucune différence appréciable aux sens. Mais les nerfs qui sortaient du rachis, au-dessous de l'étranglement formé par l'adhésion des vers vésiculaires, étaient proportionnellement plus fermes et plus petits que ceux qui naissaient au-dessus ; la portion du cordon longitudinal du nerf splanchnique, qui, du côté droit, se trouvait compris dans les parois du kyste vermineux, était d'un volume plus petit et d'un tissu plus compacte que celle qui se trouvait au côté gauche des vertèbres.

Obs. III (Chaussier) (1). — Début par des douleurs dans la région lombaire gauche sept mois avant l'apparition des fourmillements et crampes dans les membres abdominaux, suivies de la paralysie du sentiment et du mouvement ; constipation ; rétention de l'urine ; mort. Kyste hydatique situé aux côtés du corps des 1re et 2e vertèbres lombaires, ayant érodé les os, pénétré dans le rachis par les trous intervertébraux et comprimé la moelle épinière.

En 1814, une femme, âgée de 26 ans, domestique, jouissant habituellement d'une bonne santé, accoucha heureusement dans les derniers mois de l'année. Dix mois après, elle commença à ressentir, sans cause connue, dans la région lombaire gauche, une douleur sourde, circon-

(1) Morgagni : *De sedibus et causis morborum*, lib. III, epist. XL, p. 388.

scrite, accompagnée d'un sentiment de pesanteur, sensation si peu incommode, qu'elle ne se plaignit pas, mais bientôt elle devint plus forte et s'étendit dans une grande largeur; elle était lancinante, pulsative et rongeante. On ne distinguait rien à la vue, rien au toucher; sept mois après le développement de cette maladie, cette femme devint morose, irascible; elle ressentait par intervalles tantôt un fourmillement, tantôt des crampes ou une sorte de stupeur dans les membres abdominaux. Elle fut ainsi pendant quelque temps. Le mouvement et la sensibilité de ces parties diminuèrent bientôt d'une manière remarquable et finirent par disparaître complètement. Cette paraplégie contraignit la malade à garder le lit. Les règles se supprimèrent, l'excrétion de l'urine devint difficile, puis une rétention complète de l'urine et des matières fécales.

Insensiblement il survint de l'anorexie, de la dyspnée, une fièvre lente et des eschares gangréneuses à la partie postérieure du bassin. La malade s'affaiblit de plus en plus, et mourut neuf mois après l'apparition du premier symptôme (année 1815.)

A l'autopsie, il y avait peu d'amaigrissement, les organes de la tête et du thorax étaient sains.

Dans l'abdomen, un peu de sérosité; viscères de la digestion sains. Le rectum est distendu par des fèces endurcies, la vessie remplie d'urine. Le rein droit et l'utérus étaient dans leur situation naturelle.

Au-dessous du péritoine, près le rein gauche, on remarque une tumeur saillante, résistante, élastique, presque ronde, ayant le volume du poing, qui adhérait intimement aux côtés du corps des premières et secondes vertèbres lombaires; elle avait insensiblement déprimé et plus ou moins déplacé le rein gauche, le diaphragme et les faisceaux musculaires voisins. Cette tumeur était formée extérieurement par une membrane blanchâtre, dense et remplie d'une quantité innombrable d'hydatides (acéphalocystes, Laennec). Leur grosseur n'était pas la même. Quelques-unes avaient le volume d'un œuf de pigeon; les autres offraient un diamètre variable et moindre que celui d'un pois. Le fond de la tumeur semblait resserré entre les deux vertèbres lombaires indiquées, et formé dans cet endroit par le périoste de cet os, dont le tissu était érodé, creusé. Les trous intervertébraux qui donnent passage aux nerfs lombaires étaient tellement dilatés et si larges, qu'on pouvait y introduire facilement l'extrémité du pouce; ils formaient ainsi un canal par lequel les acéphalocystes avaient pénétré entre le tube osseux et la dure-mère rachidienne. On ouvrit avec précaution le canal vertébral, et l'on vit des hydatides de toutes les grosseurs qui entouraient la méninge de tous côtés et comprimaient ainsi évidemment le faisceau des nerfs lombaires.

Obs. IV (Mélier) (1). — Douleurs dorsales anciennes qui s'étendent après trois ans de durée, aux membres abdominaux, avec spasmes et secousses convulsives. Paralysie complète du sentiment et du mouvement ; mort. Tumeur hydatique dans les parties profondes du dos ayant écarté les muscles et les lames des 5e et 6e vertèbres dorsales pour pénétrer dans le canal vertébral. Ramollissement de la moelle épinière dans le point correspondant aux vers vésiculaires.

La nommée Habert (Félicité), 29 ans, était atteinte de douleurs dorsales anciennes, qui, après trois ans de durée, s'étaient étendues aux membres inférieurs avec spasmes et secousses convulsives, et plus tard s'accompagnèrent de paraplégie complète. — A l'autopsie, on trouva des tubercules dans le poumon gauche, et dans les parties profondes du dos un kyste hydatique qui avait écarté les muscles et les lames des cinquième et sixième vertèbres dorsales, lesquelles étaient érodées, usées en partie. Le canal rachidien renfermait, au niveau du kyste extérieur, une très-grande quantité d'hydatides situées entre la dure-mère et les os ; leur masse totale, étendue depuis la cinquième vertèbre dorsale jusqu'à la septième, remplissait le calibre du canal et comprimait la moelle épinière, sensiblement affaissée au niveau de la septième vertèbre. Ces hydatides, en tout semblables aux autres, étaient en plus grand nombre, le canal vertébral était agrandi par l'érosion des os, à l'endroit qu'elles occupaient. Une production cellulo-fibreuse, espèce de kyste très-mince, les enveloppait. Uue ouverture arrondie de 8 millimètres de diamètre existait entre les bords correspondants des lames des cinquième et sixième vertèbres dorsales, établissait une communication entre le kyste extérieur et le kyste intérieur, lesquels ne formaient véritablement qu'une poche unique. On conçoit que les hydatides de l'un pouvaient passer dans l'autre.

Une d'elles était engagée dans le trou de communication et semblait le boucher; épanchement d'une petite quantité de sérosité rougeâtre dans la cavité de l'arachnoïde rachidienne. Cette membrane et la pie-mère sont rouges, injectées de sang, et présentent des traces de phlogose dans une très-grande étendue. La substance médullaire elle-même, fortement comprimée, aplatie par le kyste, est ramollie, réduite en une bouillie très-molle, diffluente, un peu grisâtre dans une étendue de

(1) *Journ. gén. de Méd.* de Sédillot, juillet 1825, T. XCII, p. 33.

4 pouces, au niveau des cinquième, sixième et septième vertèbres dorsales ; au-dessus et au-dessous, elle est dans son état naturel ; les nerfs, examinés assez loin, n'ont rien offert de particulier.

Obs. V (A. Dumoulin) (1).— Coup dans le dos ; douleurs localisées dans la région dorsale pendant 18 mois; dans les deux derniers mois, affaiblissement du mouvement et de la sensibilité dans les membres inférieurs ; paraplégie complète un mois avant le décès. Kyste idatique situé entre les muscles et les gouttières vertébrales de la région dorsale. Usure de la lame vertébrale droite de la 3e dorsale. Hydatides libres dans le canal rachidien entre la 2e et la 5e vertèbre dorsale ; compression de la moelle épinière.

Coulon (François), 25 ans, entre le 10 février 1847 à l'Hôtel-Dieu. D'une bonne santé habituelle, il y a 18 mois, il reçoit un coup dans le dos et éprouve immédiatement une douleur vive qui persiste les jours suivants et se localise dans la région dorsale, se propageant dans la poitrine où elle détermine une sensation de chaleur brulante ; cette douleur disparut à la suite d'une émission sanguine locale, mais il resta une douleur vague dans le dos, douleur qui, il y a quatre mois, reprit son caractère primitif d'acuité après une esquinancie. Depuis ce moment, elle parut augmenter de jour en jour; pendant la marche, il sentait une chaleur brûlante dans le dos, accompagnée d'un sentiment de constriction des parois thoraciques ; il fut obligé de cesser son travail (déc. 1846) ; la position verticale était très-douloureuse, il était couché sur le dos, les douleurs redevenaient très-vives s'il se couchait sur l'un ou l'autre côté. Ces douleurs disparurent encore après l'application de 25 sangsues, d'un vésicatoire et de ventouses scarifiées. Mais le malade ressentait toujours des douleurs vagues dans le dos. La douleur vive et la constriction de la poitrine reparurent encore de temps en temps, et vers le 15 janvier il remarqua un affaiblissement des jambes ; ses mouvements étaient mal coordonnés, il craignait toujours de se jeter sur les personnes qui passaient à côté de lui. — Depuis, la constriction douloureuse de la poitrine a disparu et a paru se fixer sur les parois abdominales. Ce symptôme et la faiblesse augmentant de jour en jour, le malade se décide à rentrer à l'Hôtel-Dieu le 10 février.

A son entré C... offre une douleur à la région dorsale, commençant à la troisième vertèbre dorsale et s'étendant du bas jusqu'à la première lombaire. Cette douleur est continue, augmente quelquefois spontanément, mais elle est toujours exaspérée par la pression, surtout en haut

(1) A. Dumoulin. *Bull. Soc. anat.* de Paris, 1847 ; ann. XXII, p. 321.

de la région dorsale. — Les membres inférieurs sont incomplètement paralysés ; les mouvements, bien que lents et difficiles, ne sont pas tout à fait abolis ; mais la coordination de ces mouvements est impossible ; aussi cet homme ne peut-il marcher.

La sensibilité des téguments de ces membres et du tronc jusqu'à la base de la poitrine est notablement diminuée. Il y a rétention incomplète de l'urine et des matières fécales. Rien d'anormal aux membres supérieurs.

Le malade accuse des douleurs dans l'abdomen auxquelles il ne peut assigner un siége bien précis ; elles occupent tantôt un point, tantôt un autre, et sont quelquefois lancinantes. — Les parois abdominales lui semblent toujours tendues et comme sous l'impression d'un poids insupportable. Même sentiment de pesanteur sur la partie inférieure des parois thoraciques. — Un peu de gêne de la respiration, pas de fièvre, appétit bon. Constipation ; on applique deux cautères le long du rachis au niveau de la deuxième vertèbre dorsale. Les jours suivants, les symptômes précités ont fait de rapides progrès, et le 20 février la paraplégie est complète ; la sensibilité des téguments, des membres inférieurs et du tronc, jusqu'au niveau de la cinquième côte était entièrement abolie.

Dans les mouvements respiratoires, les sept dernières côtes demeuraient immobiles. Il y a rétention complète des urines et des matières fécales. Un eschare se forme au niveau du sacrum, et dans les premiers jours du mois de mars, il est survenu un érysipèle de la face, qui ensuite affecte la marche de l'érysipèle ambulant, fièvre continue, signes stéthoscopiques de bronchite, mort le 24 mars 1847.

Autopsie 30 heures après la mort. Les eschares du sacrum et des fesses sont très-larges et profondes.

Les organes respiratoires et circulatoires sont parfaitement sains.

Cerveau normal.

On ouvre le canal rachidien : la moelle mise à découvert dans sa partie supérieure, on trouve une douzaine d'hydatides de divers volumes dans le canal rachidien, dans un espace compris entre la seconde et la quatrième ou cinquième vertèbre dorsale.

Plusieurs de ces hydatides libres dans le canal rachidien et non enkystées avaient eu, pour siége primitif, un kyste bien manifeste situé sur la gouttière vertébrale, au niveau de la troisième ou de la quatrième vertèbre et au-dessous des muscles de la région. Dans ce kyste, il était encore aisé de retrouver plusieurs vésicules, dont quelques-unes encore intactes et transparentes.

La lame vertébrale droite de la troisième dorsale était usée et amincie par une compression graduée, incessante et déjà ancienne de ce kyste. Les membranes de la moelle étaient intactes, et la compression exercée par les hydatides se faisait sur elles. La moelle a paru avoir sa consistance normale, excepté peut-être au niveau des quatre premières vertèbres dorsales, où elle semble un peu plus molle et moins résistante seulement.

Obs. VI (Dubois) (1). — Douleurs dans les lombes. Faiblesse dans les membres inférieurs et paraplégie. Sensibilité obtuse des membres inférieurs ; selles et miction involontaires ; mort. Kystes hydatiques de chaque côté et en dehors de la colonne vertébrale au niveau des dernières côtes. Destruction du corps de la 11e vertèbre dorsale et en partie de la 12e. Ramollissement et destruction de la moelle à ce niveau.

Une jeune fille de 20 ans, en mars 1847, commença à éprouver quelques douleurs dans les lombes ; dans le mois de mai suivant, elle fut prise d'une telle faiblesse dans les membres qu'elle se laissait choir spontanément ; en octobre, elle entre dans le service de Louis à l'Hôtel-Dieu; pendant son séjour à l'hôpital, elle a présenté les symptômes suivants : paralysie des membres inférieurs, station impossible, douleurs lancinantes dans les lombes ; quand on pinçait un point quelconque des membres, on déterminait bien de la douleur ; mais cette douleur était perçue par la malade à la plante des pieds et nullement au point même qui était pincé; en même temps, il existait des signes de carie au niveau de la douzième vertèbre dorsale ; les côtes étaient déviées, mais il n'y avait ni tumeur, ni abcès par congestion. Le diagnostic resta incertain. Un peu plus tard, des eschares profondes au niveau du sacrum, des 2 trochanters; les selles et urines étaient rendues involontairement, et la malade mourut en avril 1848. A l'autopsie, on trouva une déviation à droite de l'apophyse épineuse de la onzième vertèbre dorsale : le corps de cette vertèbre est entièrement détruit et celui de la douzième commence à être attaqué par sa partie supérieure. De chaque côté de la colonne, on trouve des kystes renfermant sûrement des hydatides; un de ces kystes recouvrait les onzième et douzième côtes. La moelle, au même niveau, se trouve ramollie, détruite ; elle est réduite en putrilage ; au-dessus, elle offre un ramollissement qui remonte à une hauteur de 2 ou 3 centimètres, passé lesquels elle reprend sa texture normale. Dans les autres organes, il n'y a aucune trace d'hydatides.

(1) Dubois. *Bull. soc. anat.*, Paris 1848, ann. XXIII, p. 95.

Obs. VII. (Vergely) (1). — Paraplégie ; mort. Kyste hydatique au niveau de la 12e vertèbre dorsale pénétrant dans le rachis et comprimant la moelle épinière. Kyste hydatique du foie.

M. Vergely, à la séance du 12 juin 1874 de la Société de médecine et de chirurgie de Bordeaux, dit qu'il a vu dans le service de M. Mabit, qu'il suppléait, un cas de kyste hydatique intéressant. Il s'agit d'une femme atteinte de paraplégie à la suite de couches, disait-elle, mais amaigrie, cachectique, et présentant, au niveau du sacrum et du trochanter, des eschares étendues. L'autopsie démontra la présence d'un kyste hydatique du foie; de plus, au niveau de la douzième vertèbre dorsale et à gauche, existait une petite tumeur, également hydatique, qui avait érodé les vertèbres et avait pénétré dans le canal rachidien. M. Vergely a pensé qu'il devait rattacher la paraplégie à la compression de la molle, ou plutôt à l'irritation produite par cette petite tumeur, car à ce niveau et à l'œil nu, sa consistance était moindre que dans les points situés au-dessus.

— M. Dudon demande à M. Vergely si la petite tumeur était reliée à celle du foie.

M. Vergely. — Non, elle était indépendante.

M. Dudon dit qu'il possède également une observation de kyste hydatique volumineux siégeant dans les masses musculaires des gouttières vertébrales chez une femme qui venait des Landes.

— Il est certain que, chez cette femme des Landes, la tumeur hydatique n'avait aucune communication avec l'intérieur du canal vertébral, car M. Dudon n'aurait pas gardé le silence à cet égard ; ce fait étant assez rare pour être noté.

Obs. VIII. (Liouville et Strauss) (2). — Paraplégie subite avec ensations de fourmillement dans les membres inférieurs. Arthropathie ; troubles urinaires ; mort. Kyste hydatique entre le poumon gauche et le diaphragme ouvert dans le canal rachidien au niveau des 9e et 10e vertèbres dorsales. Compression de la moelle épinière.

A la séance du 16 janvier 1875, de la Société de biologie, M. Liou-

(1) Mémoires et Bulletin de la Soc. de méd. et de chir. de Bordeaux, 1874, page 363.

(2) *Gazette Médicale*, n° 5, du 30 janv. 1875, 4e série, t. IV.

ville, au nom de M. Strauss et en son nom, communique un fait fort intéressant, recueilli dans le service de M. Béhier à l'Hôtel-Dieu. Il s'agit d'un homme âgé de 52 ans, marbrier, entré en juillet 1874, d'abord soigné par M. Dr Ball, et qui, jouissant d'une bonne santé, fut pris presque subitement, à son réveil, d'une paraplégie avec sensation de fourmillements dans les membres inférieurs. Tout d'abord, on aurait pu croire à une hémorrhagie ou à un ramollissement intra-rachidien, car le malade ne souffrait d'aucune manifestation intérieure : toutefois, on fit des réserves quant au diagnostic, la cause échappant complètement à toute investigation.

Bientôt la maladie s'accentua, puis évolua dans le sens d'une compression de la moelle : des eschares survinrent à la région sacrée, il y eut de l'arthropathie, des troubles urinaires et de la constipation.

Le malade mourut en janvier 1875.

L'autopsie démontra qu'on avait affaire à un kyste hydatique, ouvert dans la cavité rachidienne au niveau des neuvième et dixième vertèbres dorsales et comprimant la moelle. Celle-ci était anémiée presque absolument, au-dessous du point enserré par la pachyméningite et les vésicules hydatiques : il en était ainsi des nerfs de la queue du cheval, dont la couleur était d'un blanc mat.

A l'état frais, on s'assura des lésions de myélite spéciale au point comprimé, et des conséquences descendantes et ascendantes très-marquées. Le ligament intervertébral correspondant au kyste était détruit et le corps de la vertèbre creusé de cavités, dans les fentes desquelles se voyaient des hydatides, les unes à parois résistantes et opaques, les autres transparentes et fragiles.

D'autre part on trouvait, entre le poumon gauche et le diaphragme, une vaste collection de vésicules arrondies, de grandeurs variées, depuis une cerise jusqu'à un grain de raisin, emprisonnées dans une matière gluante, visqueuse, jaunâtre, composée de graisse et de cholestérine. Cette collection avait détruit le tissu cellulaire, les muscles et érodé les os, en s'infiltrant en tous sens, mais n'avait jamais fait de saillie apparente à l'extérieur. La coexistence de plusieurs foyers hydatiques rendrait difficile la question de savoir quel était le vrai point de départ de l'affection, si l'on n'avait pas constaté dans les parties extra-rachidiennes des lésions paraissant plus anciennes.

Toutefois la rupture, probablement préparée sourdement, a été brusque, et la compression, déjà alors assez forte, car les premiers symptômes, rapidement sérieux, furent presque subits, comme on l'a vu.

SERIE II.

Hydatites développées d'emblée dans le canal rachidien ou dans le tissu propre de la moelle épinière.

Obs. IX (Cruveilhier) (1). — Paraplégie extrêmement douloureuse. Kyste hydatique développé dans le canal rachidien, entre la dure-mère et les lames des vertèbres. Compression et suppuration de la moelle.

Pelletan, âgée de 38 ans, est admise à l'infirmerie, le 3 juillet 1839, pour une paraplégie. Sa constitution est très-forte, la nutrition parfaite; le mouvement volontaire est complètement paralysé dans les membres inférieurs. La myotilité ne s'y trahit en quelque sorte que par des secousses douloureuses involontaires, douleurs très-vives, continuelles aux pieds, aux jambes, aux cuisses et aux reins. Il semble à la malade qu'un feu la dévore. L'action de soulever les membres inférieurs, le moindre mouvement qui leur est imprimé, sont extrêmement douloureux. Bien plus, le simple contact détermine un engourdissement ou un fourmillement très-douloureux qui s'étend du point qui a été le siége du contact à toute la longueur du membre inférieur. Le chatouillement de la plante des pieds ne provoque aucun mouvement, mais est perçu sous forme de douleur. A l'examen de la colonne vertébrale, pas la plus légère inclinaison de l'épine, mais on découvre, au niveau de la douzième vertèbre dorsale et de la première vertèbre lombaire, un point mou, dépressible, du diamètre d'une pièce de dix sous, faisant éprouver au doigt la sensation d'une espèce de vide, limité par un rebord osseux évidemment formé par les apophyses épineuses, de telle sorte que l'idée me vint (dit Cruveilhier) que cet écartement des apophyses épineuses pourrait bien n'être autre chose que le vestige d'un spina bifida incomplètement guéri. Le malade, interrogé sur ce point, affirma positivement n'avoir jamais remarqué cette disposition dès sa plus tendre enfance. En faisant tousser la malade, il me semble reconnaître à chaque effort de toux une légère impulsion, mais cette sensation n'est pas distincte. Mariée à 19 ans, cette femme eut deux couches fort heureuses, et il y a trois ans qu'elle a commencé à éprouver des douleurs sourdes à la région lombaire et de la faiblesse dans les membres infé-

(1) Anatomie pathologique du corps humain, par J. Cruveilhier, t. I, 35e livraison, pl. VI.

rieurs, et ce n'est qu'il y a un an que, voulant soulever un baquet plein de linge mouillé, elle sentit un craquement à la région lombaire, et eut alors des douleurs aiguës dans les reins, douleurs qui ne l'ont plus quittée. La progression devint de plus en plus difficile, et par la faiblesse et par les douleurs vives et continuelles qui, d'abord bornées à la région lombaire, s'étendaient peu à peu à toute la longueur des membres inférieurs; à chaque fois que la malade essayait de marcher, il lui semblait que le sol était élastique; elle éprouvait des secousses convulsives et était obligée d'y renoncer. Des secousses violentes, convulsives, et toujours très-douloureuses, se manifestaient spontanément au lit. Il y a cinq mois, obligée de garder le lit, elle entra à l'Hôtel-Dieu dans le service de M. Récamier, où, malgré la médication révulsive, la paralysie et les douleurs firent sans cesse de nouveaux progrès. Les secousses convulsives cessèrent, les urines et les selles furent rendues involontairement, et la malade fut dirigée comme incurable à la Salpêtrière. L'état de la malade resta stationnaire une quinzaine de jours, mais bientôt des excoriations se formèrent d'abord au sacrum, puis au niveau des grands trochanters, auxquelles succédèrent des eschares très-douloureuses; l'appétit se perdit, diarrhée, nausées, vomissements, frissons quotidiens à des heures irrégulières, intelligence parfaite. Les douleurs des cuisses et des pieds ont cessé; elle se plaint des jambes, qu'elle dit être chaudes comme du feu; douleurs vives à la région des eschares, et mort le 15 août, quarante-deux jours après son entrée à l'infirmerie.

Autopsie. — A la région dorso-lombaire, on reconnut le point dépressible entre la douzième vertèbre dorsale et la première vertèbre lombaire, mais dans les deux gouttières vertébrales, sur les côtés de ce point, avant toute dissection, on sentait une fluctuation obscure.

Sous les muscles longs du dos atrophiés et réduits à une lame assez mince, se trouve une tumeur molle, fluctuante, tout à fait indépendante des muscles, occupant les deux gouttières vertébrales; la partie qui occupait la gouttière gauche était beaucoup plus considérable que celle qui occupait la gouttière droite. Ces deux parties, réunies par une espèce d'isthme au niveau des apophyses épineuses, communiquaient entre elles, car la pression exercée sur l'une d'elles retentissait manifestement sur l'autre.

Après l'incision, cette tumeur, dont la partie fibreuse était peu épaisse et d'une blancheur remarquable, donna issue à une grande quantité de poches acéphalocystes en débris, d'acéphalocystes vides et de quelques acéphalocystes intactes réunies par une matière grasse. Les vésicules, intactes, renfermaient un liquide incolore. La région artérielle de la colonne vertébrale n'offrait aucune espèce d'altération.

La tumeur enkystée pénétrait dans le canal vertébral, le kyste manquait au dedans de ce canal, et la masse hydatique appuyait directement contre la dure-mère intacte, laquelle remplaçait le kyste dans le lieu correspondant. Au point de communication de la tumeur extérieure et de la tumeur intérieure, existait une ouverture extrêmement étroite, pratiquée entre deux apophyses épineuses et aux dépens de ces apophyses. La dure-mère avait échappé à toute espèce d'altération; il n'en était pas de même de la moelle épinière, qui, comprise entre le kyste hydatique d'une part et la face postérieure du corps des vertèbres d'autre part, avait éprouvé un amincissement extrême avec coloration brune. Toute la partie de la moelle, inférieure au kyste, était convertie en une poche purulente; il restait à peine une couche de tissu médullaire intermédiaire à la pie-mère et au pus, encore cette couche manquait-elle en grande partie. Il restait également à peine vestige de moelle épinière dans la portion de cette moelle qui était comprise par le kyste. Les apophyses épineuses et les lames des vertèbres entre lesquelles se faisait la communication de la partie du kyste extérieure et de la portion du kyste intérieure du canal rachidien, étaient érodées sans changement de couleur. Leur tissu était plus compacte.

Réflexions. — « La cause des accidents observés dans ce fait, dit Cruveilhier, est manifestement dans la compression graduellement croissante, exercée sur la moelle par le kyste hydatique, développé entre la dure-mère et l'arc vertébral. Il est de la dernière évidence que le kyste acéphalocyste s'est développé primitivement dans le canal vertébral, au milieu des veines rachidiennes; que cette tumeur a dû exercer ses premiers effets sur la moelle, qu'elle a surmonté peu à peu la résistance des ligaments jaunes qui ont dû céder sous l'action croissante de la tumeur ; qu'une fois sortie du rachis, elle a soulevé, détaché de leurs insertions les muscles du dos atrophiés; mais que la résistance du kyste, celle des aponévroses des muscles spinaux et celle des muscles spinaux eux-mêmes convertis en tissu fibreux, ont dû s'opposer plus ou moins efficacement à la communication des deux tumeurs à travers l'isthme étroit pratiqué entre les apophyses épineuses des deux vertèbres, lesquelles apophyses ont fini par être corrodées ; que la matière contenue elle-même, qui, en raison de sa consistance, ne jouissait pas de la mobilité d'un liquide, a dû parfois intercepter cette communication, il suit de là que le développement de la partie intra-rachidienne de la tumeur a dû se faire en partie indépendamment de la portion extra-rachidienne, et, par conséquent, exercer toute son action sur la moelle.

Une circonstance du plus haut intérêt dans cette observation, c'est que la paraplégie était excessivement douloureuse. D'un certain nombre de faits, je crois pouvoir conclure que la *paraplégie douloureuse* est en général le résultat d'une compression exercée sur la moelle par une tumeur développée, soit dans le tissu cellulaire sous-arachnoïdien, soit en dehors de la dure-mère, tandis que la *paraplégie non douloureuse* tient à une maladie du tissu propre de la moelle. »

On conçoit d'ailleurs que la paraplégie par compression n'est accompagnée de douleurs que dans le cas où la cause comprimante agit lentement en irritant, sans l'intéresser, le tissu propre de la moelle.

Obs. X (Reydellet) (1). — Douleur lombaire précédée pendant plusieurs mois d'un sentiment de froid le long du rachis; insensibilité des membres abdominaux ; conservation du mouvement ; ouverture chirurgicale d'une tumeur hydatique située au bas de la région lombaire, communication de la cavité de ce kyste avec celle des méninges rachidiennes, paraplégie ; mort au bout d'un an.

Reydellet rapporte l'observation d'une femme âgée de 25 ans, Cathe-

(1) Dictionnaire des sciences médicales, t. XXXIII, p. 564.

rine Chollet, qui éprouva pendant sept à huit mois un sentiment de froid pénible le long du rachis, ne pouvant garder aucune position sans douleur très-vive le long de la colonne vertébrale; la douleur se porta tout à coup sur la région lombaire, et il survint de l'insensibilité des membres inférieurs avec conservation du mouvement.

Les envies d'aller à la selle et d'uriner ne se firent plus sentir, puis la douleur devint très-violente, s'étendit à la cuisse droite et à la jambe gauche, et la malade devint paraplégique. Enfin il se forma à la région lombaire une tumeur dont la pression augmentait la douleur de la cuisse droite; la malade, en la frappant, éprouvait la sensation d'un fluide aqueux remontant le long du rachis; le traitement révulsif n'amenant aucun changement, on se décida à ouvrir cette tumeur, de laquelle on vit s'échapper une très-grande quantité d'hydatides; on reconnut alors que le canal vertébral était ouvert et la moelle épinière immédiatement à nu. On s'attendit dès lors à une mort prochaine, mais contre toute attente, le mieux occasionné par cette ouverture se soutint; pendant plusieurs jours, il s'échappa encore du canal un certain nombre d'hydatides, il ne se développa d'abord aucun symptôme alarmant. La malade resta complètement paraplégique, sa santé du reste était bonne, et ce n'est que longtemps après, un an, en 1820, que la malade succomba à l'Hôtel-Dieu de Lyon.

Obs. XI (Mazet) (1). — Homme, abcès par congestion, point de paralysie. Mort.

Partie inférieure du canal vertébral et canal sacré remplie d'hydatides. Carie du sacrum. Pendant la vie, le malade avait présenté une déformation de l'épine et une tumeur fluctuante qui avait été prise pour un abcès par congestion.

Obs. XII (Esquirol) (2). — Epilepsie, dont les accès deviennent de plus en plus rapprochés; coma profond pendant cinq jours, suivi de mort. Acéphalocystes dans la cavité des méninges rachidiennes. Ramollissement de la portion lombaire de la moelle épinière.

Esquirol a publié un cas dans lequel les hydatides étaient contenues dans le canal rachidien. Voici le fait, tout incomplet qu'il est.

(1) Bull. Soc. anat. ann. XXII, p. 226, Paris 1837. — Davaine, tr. des entozoairs, p. 669, Paris 1860.

(2) Esquirol. Des maladies mentales, Paris 1838, t. 1, p. 155.

Une femme de cinquante-trois ans éprouve une vive frayeur, elle a des convulsions et reste épileptique ; les accès reviennent tous les deux ou trois jours et sont très-forts; à l'âge de 56 ans, pendant quelques mois, les accès se rapprochent; elle meurt après un accès qui l'a laissée pendant cinq jours dans un état comateux. A l'autopsie, hydatides de divers volumes, depuis le bulbe du cerveau jusqu'à l'extrémité lombaire. Ramollissement de l'extrémité lombaire de la substance médullaire. La glande pituitaire contient un kyste rempli d'un fluide d'un blanc rougeâtre.

Obs. XIII. (Montanzey) (1).

Cruveilhier à une séance de la Société anatomique montre le cerveau d'une femme idiote et épileptique contenant un grand nombre d'hydatides tant à la surface que dans l'épaisseur du cerveau et du cervelet; il y en avait une vingtaine dans l'épaisseur de la moelle épinière.

Obs. XIV. (Goupil) (2).

Un homme agé de quarante ans est entré le 17 mai 1852 à l'Hôtel-Dieu. Depuis quelque temps il sentait des faiblesses dans les jambes ; le 15, il avait cependant fait encore le trajet de Montmartre à Beaujon. Le 17, il ne pouvait plus marcher. La sensibilité, conservée les premiers jours, a bientôt disparu. Il s'est produit un eschare au sacrum, et le malade est mort le 21e jour après son entrée à l'hôpital. A l'autopsie, nous avons trouvé un kyste acéphalocyste dans la région lombaire du canal rachidien, à la partie postérieure de la moelle et en dehors des enveloppes; les os n'étaient pas malades, la moelle était ramollie au point où le kyste existait. Il n'y avait pas d'autres kystes dans l'économie.

Obs. XV (Bartels).

M. Charcot (3) rapporte un cas de Bartels (4) où une tumeur hydatique (*cysticercus cellulosæ*) intra-rachidienne développée entre le

(1) *Bull. Soc. anat.* de Paris, ann. II, 1827, p. 188.

(2) *Bull. Soc. anat.* de Paris, t. XXVII, p. 211, 1852.

(3) Charcot. Leçons sur les maladies du système nerveux. Paris 1873, p. 81 et 100.

(4) Bartels. Ein Fall von Echincoccus inner halb des sackes der dura mater spinalis. (Deutsches Archiv. für Klinische medicin, vol. V, p. 180, 1869.)

feuillet viscéral de l'arachnoïde et la pie-mère, comprimait la moitié gauche de la partie inférieure du renflement cervical. Pendant trois mois, on n'observa pour tout symptôme que des douleurs s'irradiant dans le bras, la main et l'épaule du côté gauche, et accompagnées d'un sentiment de constriction à la base du cou. Ce ne fut qu'au bout de ce temps que survinrent des fourmillements dans le pied gauche et bientôt après les autres symptômes de compression spinale.

Obs. XVI (Ollivier, d'Angers) (1). — Symptômes d'affection du cœur avec hystéralgie; gastro-entérite, faiblesse des membres inférieurs, engourdissement dans le membre abdominal droit. Douleur sacro-iliaque fixe et continue; pleuro-pneumonie, mort. Kystes interrompant la continuité de plusieurs nerfs sacrés.

Madame B..., d'un tempérament éminemment nerveux, éprouva pour la première fois il y a douze ans des symptômes d'un affection du cœur accompagnés d'un tremblement spasmodique des membres supérieurs, qui revenaient par accès irréguliers sous l'influence de la plus légère émotion. — En 1831, cette dame eut une gastro-entérite grave qui laissa à sa suite un sentiment de faiblesse dans les membres inférieurs et empêcha le malade de rester longtemps debout et de marcher sans appui. En 1835, les symptômes de cette gastro-entérite reparurent, et madade B... se plaignit de ressentir une douleur presque habituelle dans le bas de la région lombaire avec fourmillements et engourdissements du membre inférieur droit. La station et la progression devinrent plus pénibles, plus difficiles; ces symptômes disparaissaient complètement par moments.

Le rachis ne présentait rien de particulier, mais la pression exercée sur le sacrum, près de la symphyse sacro-iliaque droite, causait une douleur assez vive et plus de fourmillements dans la cuisse droite correspondante. — Pas d'amaigrissement des membres inférieurs; les mouvements étaient libres, mais un peu faibles. — Madame B... se fatiguait vite à la marche; plusieurs médecins éminents consultés émirent des opinions diverses; les uns pensant à des accidents de myélite chronique, à une névralgie spinale consécutive à une irritation gastro-intestinale ancienne; les autres, en plus grande nombre, à de simples congestions rachidienne. — Et en février 1837, madame B... succomba à Angers à une pleuro-pneumonie aigüe, ayant présenté jusqu'au dernier jour la douleur sacro-iliaque et les engourdissements de la cuisse droite. L'autopsie faite

(1) Ollivier (d'Angers). Maladies de la moelle épinière, t. IV, p. 551.

par M. Bigot, le médecin ordinaire de la malade, outre les caractères anatomo-pathologiques de la pleuro-pneumonie, les lésions d'un affection organique du cœur (hypertrophie) et d'une gastro-entérite ancienne, révéla les lésions suivantes du côté du rachis.

Les méninges rachidiennes contenaient une forte cuillérée de sérosité dans la région lombaire. — Dans la partie de la région sacrée et à droite, existaient trois *tumeurs hydatiques*, transparentes, ayant le volume d'une fève environ, situées dans l'épaisseur même de la pulpe nerveuse et ayant par conséquent leurs parois formées par le névrilème de plusieurs des nerfs sacrés postérieurs du côté droit seulement. Au-dessus de chacun de ces kystes séreux, le nerf semble brusquement interrompu, sans augmentation ni diminution de volume dans ce point, tandis qu'au-dessous de la tumeur il est évidemment renflé.—Dans le reste de son trajet, au-dessus et au-dessous de la tumeur, le nerf n'était ni plus mou, ni plus dur, ni plus injecté que les autres nerfs. Ces kystes étaient remplis par un liquide séreux, limpide : l'un d'eux était situé à un demi-pouce, et les deux autres à un pouce et demi du trou sacré par lequel sortaient les nerfs ainsi interrompus dans leur continuité. Le renflement lombaire parut un peu plus volumineux qu'à l'état ordinaire, son tissu ainsi que celui de toute la moelle épinière, a plus de dureté et de densité que de coutume. La substance médullaire n'avait pas de couleur ni d'injection anomales. Le cerveau ne fut pas examiné.

Cette observation offre un exemple rare d'un développement de kystes hydatiques dans la continuité de quelques-uns des nerfs lombaires et sacrés, qui ont déterminé plusieurs phénomènes analogues à ceux produits par la compression de la moelle épinière et avec des caractères assez insolites pour avoir embarrassé le diagnostic de médecins consultés, tels que Chomel, Rostan, Récamier, Andral et Ollivier d'Angers; il m'a paru intéressant de la rapporter ici.

ANATOMO-PATHOLOGIE.

Dans neuf des observations rapportées ci-dessus, on a noté des lésions des os en contact avec les hydatides. Une seule observation (XIV) indique clairement que, chez le malade qui en fait le sujet, les os n'avaient pas été atteints. Ces lésions sont donc à peu près la règle et se présentent sous forme d'érosions, d'usure superficielle ou profonde, de ramollissement, ou de destruction des substances compacte ou spongieuse. Les septième et huitième côtes du malade (obs. I) étaient presque détruites dans une grande étendue ; elles ne consistaient plus qu'en une simple lamelle osseuse, perforée en tous sens et boursouflée en forme de coque. Du col, de la tête et de la tubérosité de ces côtes, il n'en restait plus rien. (Pl. I et II.)

Les pédicules des septième et huitième vertèbres dorsales, leur masse apophysaire latérale gauche, étaient détruits en totalité, et leurs corps ramollis dans leur ensemble présentaient dans la partie intra-rachidienne des érosions et des excavations.

La malade de Dubois avait une destruction complète du corps de la onzième vertèbre dorsale et en partie de la douzième.

La malade de Liouville présentait des cavités creusées dans le corps des neuvième et dixième vertèbres dorsales, dans les fentes desquelles se logeaient des hydatides.

Un fait bien digne de remarque c'est qu'en général les poches kystiques paraissent pénétrer dans le rachis de dehors en dedans par les trous de conjugaisons dilatés ou agrandis par la destruction des ligaments voisins et de la substance osseuse; cet élargissement des trous est quelquefois considérable ; chez notre malade, on introduisait facilement deux doigts dans l'ouverture de pénétration du kyste; chez celui de Chaussier, les trous inter-vertébraux dilatés laissaient introduire librement l'extrémité du pouce.

Tantôt le kyste entre lui-même dans le canal. Dans le

cas du malade (obs. I), le kyste avait pénétré dans le rachis et, quoique la portion de la poche fût plus mince dans sa partie intra-rachidienne que dans sa portion intra-thoracique, elle ne s'était pas rompue, les échinocoques n'étaient donc pas, dans ce cas, en contact immédiat avec la dure-mère ; il en était de même chez le malade de Mélier, où le kyste était intact, formant une poche unique, ayant eu son siége primitif dans les parties profondes du dos et ayant écarté ensuite les muscles et les lames des cinquième et sixième vertèbres dorsales pour pénétrer entre les méninges et l'arc osseux rachidien.

Tantôt il se rompt à l'entrée et laisse seulement pénétrer les vésicules (obs. V). Chez ce jeune homme, plusieurs hydatides étaient trouvées libres dans le canal après avoir occupé primitivement un kyste situé sur la gouttière vertébrale,au niveau des troisième et quatrième vertèbres dorsales, au-dessous des muscles de la région.

Huit kystes, dans les observations rapportées ici, ont eu pour siége, dans le rachis, la région dorsale, quatre la région lombaire; quatre fois, le kyste a pris naissance dans le thorax (obs. I, II, VII, VIII) ; une fois le poumon a fait partie du kyste (obs. II). Trois fois, le siége primitif du kyste a été dans les parties profondes du dos, entre les muscles et les gouttières vertébrales de la région dorsales (obs. IV, VI, X). Le kyste a été trouvé une seule fois occupant l'abdomen (obs. III), au-dessous du péritoine, accolé, sur les côtés du corps des première et deuxième vertèbres lombaires, il avait déplacé le rein gauche, refoulé le diaphragme, les faisceaux musculaires et avait pénétré dans le rachis par les trous inter-vertébraux.

Nous avons vu par nos observations que les hydatides pouvaient se former d'emblée dans le canal rachidien; elles peuvent prendre naissance entre le feuillet viscéral de l'arachnoïde et la pie-mère, ainsi que le démontrent les faits de Bartels (obs. XV), et celui d'Esquirol (obs. XII), où « des vers vésiculaires de divers volumes furent trouvés depuis le bulbe du cerveau jusqu'à l'extrémité lombaire, dans le sac formé par l'arachnoïde. »

Elles peuvent se développer de prime abord dans le tissu cellulo-graisseux du rachis, au milieu des veines rachidiennes, comme dans le cas de Cruveilhier (obs. IX).

Enfin, elles ont été rencontrées libres ou enkystées dans ce canal osseux, depuis la partie inférieure du renflement cervical (obs. XV), jusque dans le canal sacré (obs. XI, XIV).

Les vers vésiculaires peuvent-ils se développer dans l'intérieur de la moelle même? Je ne trouve, à ce sujet, que l'observation très-incomplète de Montanzey (obs. XIII), où il est dit : « il y avait une vingtaine d'hydatides *dans l'épaisseur* de la moelle épinière. » Cette phrase a été prononcée par Cruveilhier lui-même, à la Societé anatomique de Paris, en 1827. Le fait, en tout cas, paraît très-possible ; ne trouve-t-on pas des cysticerques dans la substance cérébrale, des tumeurs d'autre nature dans le cordon médullaire, dans la continuité des nerfs, des nerfs sacrés mêmes (obs. XVI), où trois tumeurs hydatiques, de la grosseur d'une fève furent extraites *post mortem*, du milieu de la substance des nerfs lombaires et sacrés, chez la malade de cette observation qui mit en défaut le diagnostic d'hommes si compétents, tels que : Chomel, Rostan, Récamier, Andral, Ollivier (d'Angers), etc.?

Calmeil ne rapporte-t-il pas avoir vu un cœnure volumineux, au centre de la moelle lombaire d'un mouton (1)? Dupuy n'a-t-il pas observé aussi une hydatide dans la substance grise de la portion lombaire de la moelle chez un mouton atteint de paralysie (2) ?

Des hydatides développées primitivement dans le canal spinal se sont portées à l'extérieur et sont devenues accessibles à l'exploration et aux instruments de chirurgie. Tel est le cas de Cruveilhier (obs. IX), où la tumeur kystique vint faire saillie au dehors du rachis, entre la douzième vertèbre dorsale et la première lombaire, souleva, détacha de leurs insertions les muscles spinaux et vint se loger dans les deux gouttières vertébrales, où se sentait une tumeur molle, fluctuante.

Cruveilhier (3) rappelle aussi un cas pour lequel il aurait été consulté; cet individu était affecté de fistule lombaire par laquelle s'échappaient des acéphalocystes; ce professeur n'a plus revu ce malade, et il n'a gardé, dit-il, qu'un souvenir confus de ce cas.

Le malade de Mazet (obs. XI) avait, pendant la vie, une vaste tumeur hydatique, qui fut prise par un abcès par contagion et fut ouvert.

La malade de Reydellet (obs. X) a présenté, elle aussi, une tumeur à la région lombaire, tumeur qui fut ouverte et laissa échapper une très-grande quantité d'hydatides.

Dans plusieurs cas, les enveloppes de la moelle ont été trouvées intactes dans toute leur étendue et au niveau comprimé par les échinocoques (obs. V) et même

(1) Davaine, op. cit. p. 655, 1860.
(2) Monneret. Compendium de méd. et de chir.
(3) Cruveilhier. Anat. path. p. 5, liv. 35.

malgré la destruction totale du centre nerveux : dans l'obs. IX, la dure-mère avait échappé à toute espèce d'altération, et pourtant « toute la partie de la moelle inférieure au kyste était convertie en une poche purulente. »

D'autres fois, la dure-mère est manifestement épaissie ; au niveau de la compression, elle contracte des adhérences avec les deux membranes sous-jacentes, qui sont elles-mêmes épaissies et ont été trouvées rouges, injectées de sang dans toute leur hauteur (obs. I, IV. VIII). La cavité de l'arachnoïde peut contenir une certaine quantité de sérosité rougeâtre (obs. IV.)

Dans l'obs. II, nous voyons les hydatides, vers la première vertèbre dorsale, entassées, attachées à la face externe de la méninge, l'enchâssant circulairement comme un anneau ; dans cet endroit, la méninge était très-épaissie, compacte, sa couleur rougeâtre, ses vaisseaux capillaires engorgés, et elle formait une sorte de collet qui comprimait le prolongement rachidien de l'encéphale, véritable pachyméningite cervico-dorsale, avec induration sous-jacente de la moelle et des nerfs périphériques, mais qui eût pu, à elle seule, causer plusieurs des symptômes variés qu'a présentés le sujet de l'observation.

Du côté de la moelle, que trouvons-nous au niveau du point comprimé?

Disons de suite que, dans une seule des observations mentionnées dans ce mémoire, l'examen microscopique a été fait; que nous regrettons, pour notre part, que la moelle de notre malade (obs. I), n'ait pas été soumise à cet examen, mais il est bien probable que dans ce cas, comme dans la plupart des autres, on eût reconnu l'existence d'une myélite transverse, accompagnée d'une destruction plus ou moins complète des éléments nerveux, avec les caractères de la sclérose s'étendant suivant les lois connues depuis les travaux de Türk, au-dessus et au-dessous du point comprimé (1).

D'après les observations faites à l'œil nu, on a trouvé tantôt un ramollissement, tantôt une induration, avec ou sans changement de couleur de la région malade de la moelle. Six des observations précédentes sont muettes sur l'état de la moelle ; une seule fois il a été noté que cet organe ne présentait aucune différence appréciable aux sens,

Obs. II. — Sept fois la moelle, au niveau de la compression, était manifestement ramollie, et dans le cas observé par Cruveilhier « à peine, dit-il, y avait-il vestige de la moelle au point comprimé. » Il est à remarquer ques ces kystes ont amené surtout des myélites aiguës et subaiguës, tandis que les tumeurs, telles que le psammome, les sarcomes, les fibromes de la dure-mère, le myxome, etc., engendrent surtout des myélites partielles atrophiques et scléreuses par compression et rarement des myélites aiguës.

Obs. I. — Le cordon médullaire aplati est refoulé à droite par le kyste ; sa substance est ramollie, d'un blanc gris sale, presque diffluente, au niveau de la compression et dans une étendue de près de sept centimètres ; au-dessus et au-dessous le tissu, au contraire, paraît être plus dense qu'à l'état normal, et il présente à sa superficie une coloration brune beaucoup plus foncée inférieurement que supérieurement ; ce n'est

(1) Charcot, op. cit. p. 90, t. II.

qu'à trois centimètres au-dessus et au-dessous du ramollissement que la moelle reprend son état naturel.

Obs. IV. — La moelle aplatie également est trouvée réduite en une bouillie diffluente, grisâtre dans une étendue de quatre pouces. Même état dans les obs. XI et IX, où la partie inférieure forme une poche purulente.

Obs. VIII.— La moelle était anémiée, enserrée par la pachyméningite et les vésicules hydatiques, et on « s'assura à l'état frais, des lésions de myélite spéciale au point comprimé et des conséquences descendantes et ascendantes très-marquées. » Le ramollissement de la moelle paraît donc avoir été plus fréquent que l'induration au point comprimé.

La moelle est quelquefois très-ferme, présente une coloration brune ou grise ardoisée, que nous avons notée trois fois, est diminuée de volume, en un mot, elle a toutes les apparences de la sclérose avancée. Ces lésions ont été observées surtout au-dessus et au-dessous de la partie ramollie.

Du cordon médullaire partent des racines nerveuses antérieures et postérieures qui traversent la pie-mère, l'arachnoïde et enfin la dure-mère, se réunissent et forment les troncs originels des nerfs mixtes, lesquels, après avoir cheminé pendant un certain temps dans les trous de conjugaison, vont se distribuer au dehors; les hydatides se développant dans le canal, ou, en s'introduisant du dehors, devaient amener nécessairement des lésions plus ou moins considérables de ces organes, qui, durant la vie, se traduiront par des symptômes spéciaux.

A leur sortie des trous de conjugaison (obs. I), les

nerfs émanant de la moelle sont trouvés petits, atrophiés, ramollis et réduits presque à leur névrilème; dan leur trajet intercostal, ils sont rouges, tuméfiés.

Obs. II. — Il est noté que les nerfs qui sortaient du rachis, au-dessous de l'étranglement formé par l'adhésion des vers vésiculaires étaient proportionnellement plus fermes et plus petits que ceux qui naissaient au-dessus. On a remarqué également, dans cette observation, que la portion du cordon longitudinal du nerf splanchnique qui, au côté droit, se trouvait compris dans les parois du kyste, était d'un volume plus petit et d'un tissu plus compacte que celle qui se trouvait au côté gauche des vertèbres.

Ce sont donc des phénomènes d'irritation et d'inflammation que l'on observe surtout dans ces nerfs comprimés : rougeur, tuméfaction, atrophie, induration, ramollissement; d'autres fois, il n'y aura pas de lésion appréciable malgré la compression (obs. IV).

SYMPTOMATOLOGIE.

Le kyste hydatique est une lésion purement accidentelle ; un ver s'introduit dans l'organisme, il vivra librement ou s'y enkystera. Quelles seront donc les manifestations premières qui révéleront l'existence du kyste ?

Il semblerait, *a priori*, qu'une tumeur dont le développement est progressif doit toujours se manifester par des prodromes très-longs avant de déterminer des accidents sérieux; dans la plupart des cas, les choses ne se passent pas ainsi, et il est certain que l'hydatide peut exister depuis un certain temps dans l'économie sans provoquer le moindre symptôme ; l'examen de nos observations apprend que l'hydatide, avant de pénétrer dans le rachis, ne trahit *au début* son élection de domicile par aucun symptôme éclatant ; il s'y installe sournoisement comme dans certains cas de kystes hydatiques du poumon à début lent (1), s'y développe à petit bruit; sa marche lente et progressive permet aux tissus et organes qui l'avoisinent de s'habituer à sa présence, ils lui font place peu à peu, reculent devant lui, lui cèdent une large part dans les éléments de nutrition qui leur appartiennent et souffrent, en silence, la présence de ce parasite.

Leur début est toujours lent et obscur; l'état général reste bon longtemps, l'aspect extérieur du patient est satisfaisant, toutes les fonctions paraissent s'exécuter dans l'ordre naturel, les malades conservent leur fraîcheur et leur embonpoint, quelquefois un sentiment de gêne général, et voilà tout (obs. I, II, VIII, IX).

Chez tous les malades, la première phase des accidents a été une douleur sourde, rarement aiguë, plutôt constrictive que lancinante, qui tout d'abord a occupé le siége en rapport avec le point reconnu plus tard affecté, *ubi irritatio, ibi fluxus*; douleur sujette à des exacerbations, ne s'irradiant que par la suite et persistant toute la durée de la maladie. Le malade de l'obs. I, dont le siége primitif de l'hydatide était sous-pleural gauche, s'est constamment plaint d'une douleur de ce côté dans un espace très-limité, vers la partie moyenne et inférieure du thorax ; cette douleur n'a cédé à aucun traitement, s'est irradiée ensuite dans le dos, l'épaule, l'abdomen, et a duré jusqu'à la mort du malade. Le malade de Chaussier (obs. II) éprouva également cette

(1) W. Hearn. Kystes hydatiques du poumon et de la plèvre, thèse 1875.

douleur au siége même du kyste à droite. Vigla(1) s'est appuyé sur cette particularité de la durée de la douleur, lorsqu'il a cherché à établir une différence entre le kyste intra-thoracique et un épanchement pleurétique enkysté ; cette opinion se trouve appuyée ici par l'obs. I. Nous retrouvons encore cette douleur avec sa fixité au siége même des hydatides, et marquant le début des accidents dans la région lombaire (obs. III, VI); dans la région dorsale (obs. V.)

Cette douleur a donc pour caractère spécial d'*apparaître avant tout autre symptôme, d'occuper précisément les points où siége la tumeur kystique, d'être continue avec exacerbation, de persister toute la durée de la maladie* et de s'accompagner plus tard de ces douleurs vagues, irradiées, que nous verrons se reproduire avec un caractère aigu lorsque les kystes, en s'avançant vers la moelle ou en se développant dans le rachis, rencontreront les racines nerveuses ou les nerfs mixtes dans leur trajet intra-rachidien, phénomènes groupés sous le le nom de *pseudo-névralgies*, qui ont été étudiés avec tant de soin dans les tumeurs intra-rachidiennes, le mal de Pott, le cancer vertébral, par l'éminent médecin de la Salpêtrière, M. le professeur Charcot (2).

Un symptôme que nous retrouvons chez les malades des obs. I et II, lorsque le début du kyste a eu lieu dans le thorax, c'est l'oppression, dyspnée d'abord légère avec intermittence, qui paraît s'être manifestée à peu près en même temps que la douleur. Le malade de l'obs. I, plus de deux ans avant son entrée à l'hôpital,

(1) *Arch. gén. de méd.*, t. VI, ann. 1855.

(2) J.-M. Charcot. Leçons sur les maladies du système nerveux, 1873, Paris.

ne pouvait monter facilement un escalier sans être pris de suffocation ; ce malade accusait aussi une petite toux sèche depuis plusieurs années. Le malade de Chaussier (obs. II) avait parfois, depuis longtemps, des accès d'oppression et une grande difficulté à respirer ; il est, du reste, facile à comprendre que la simple augmentation du volume du kyste puisse entraîner une gêne respiratoire momentanée et que plus la capacité thoracique se trouve diminuée, quel que soit son siége, et plus la dyspnée sera accentuée.

Quels sont maintenant les signes physiques appréciables à nos divers moyens d'exploration ?

Au début, ils seront nuls, plus tard perceptibles. Dans une maladie comme celle qui nous occupe, où les symptômes propres manquent à peu près complètement, dont toute l'importance dépend du volume du kyste et de la gêne que celui-ci apporte dans les fonctions des organes voisins, qui souffrent presque exclusivement de la compression et du déplacement qu'ils subissent par le développement d'un corps en quelque sorte inerte ; on comprend toute l'importance qu'il y a à étudier les changements survenus dans le volume, la forme, le siége, la densité, la perméabilité des organes affectés ou voisins. Quand l'action se passe dans le thorax (obs. I), « le département de l'économie où les conflits avec le monde extérieur sont les plus multipliés et les plus directs », disait Vigla, nous trouvons quelques signes importants à noter.

Lors de l'examen du malade de l'obs. I, la percussion offrait une sonorité exagérée sons la clavicule gauche, puis, vers la partie moyenne et inférieure du thorax à gauche et en arrière, dans un espace de 12 à

15 centimètres, existait une matité réelle ; il y avait moins d'élasticité sous le doigt en cet endroit ; la percussion était douloureuse, la respiration nulle, les vibrations thoraciques abolies, la poitrine légèrement dilatée ; dans toutes les autres parties de ce côté, tout était normal. Ici, le kyste était en contact direct avec la paroi thoracique ; aussi les résultats fournis par la percussion étaient-ils fort nets ; matité limitée au siége du kyste, sonorité au-dessus et bruit skodique en avant de la poitrine où le poumon était refoulé. Bird regardait cette transition brusque entre les régions mates et les parties sonores comme un des meilleurs signes physiques des kystes intra-thoraciques.

Le cœur de notre malade était légèrement déplacé et refoulé vers la ligne médiane où le maximum de ses bruits s'entendait surtout, contrairement à l'opinion de Frédérici, qui a prétendu qu'un kyste siégeant à gauche ne détermine jamais le déplacement du cœur ; l'aorte n'était pas comprimée, comme le montre la planche I.

Dans la plupart des cas cités, 13 fois sur 16, le rachis n'a présenté aucune déviation ; le plus souvent, il a conservé sa rectitude normale, le malade de Mazet (obs. XI) a présenté pendant sa vie une déformation de l'épine dorsale, celui de Dubois (obs. V) à l'autopsie, présente une déviation à droite de l'apophyse épineuse de la onzième vertèbre dorsale sur laquelle reposait la partie extérieure du kyste.

Outre des déviations du rachis, nous avons trouvé, le long de l'épine, des tumeurs de divers volumes, trois de nos observations relatant des faits d'hydatides développées primitivement dans le rachis, ont offert ces phénomènes. La malade de Cruveilhier (obs. IX), longtemps après l'apparition des symptômes nerveux, présenta au niveau de la douzième vertèbre dorsale et de la première lombaire, un point mou, dépressible, du diamètre d'une pièce de 50 centimes, faisant éprouver la sensation d'un espèce de vide limité par un rebord osseux, formé par les apophyses épineuses. Sur les côtés des deux gouttières vertébrales, on sentait une fluctuation obscure.

La nommée Chollet (obs. X) présente, elle aussi, comme le malade de Mazet (obs. XI), une tumeur fluctuante à la région lombaire, tumeurs qui furent ouvertes chirurgicalement et laissèrent échapper des acéphalocystes.

Après l'examen des signes physiques, revenons aux symptômes d'une période plus avancée de l'affection; le volume du kyste est devenu considérable, il s'est avancé vers le rachis, il va déterminer des phénomènes d'inflammation périkystique, des lésions de voisinage, détruire le périoste, la substance osseuse, agrandir des ouvertures naturelles ou s'en créer de nouvelles, et, après toutes ces lésions essentiellement mécaniques, il se trouvera en contact avec les nerfs rachidiens, les méninges, le centre médullaire les enflammera, les indurera, les détruira et de là des symptômes plus graves qui attireront l'attention sur diverses parties de l'organisme et masqueront les phénomènes du début: nouvelle vérification de la loi posée par Hippocrate: « *Duobus laboribus simul abortis, non in eodem loco, vehementior obscurat alterum.* »

Tôt ou tard les hydatides, qu'elles pénètrent du dehors dans le canal vertébral, ou qu'elles s'y développent d'emblée, produiront des phénomènes de compression lente de la moelle épinière, phénomènes qui varient suivant le point de la moelle lésé.

Outre l'existence de la douleur que nous avons signalée, correspondant au lieu où siége l'hydatide et dépendant de l'irritation de os et des petits filets nerveux des parties environnantes, tels que les petits nerfs, les *rami sinus vertebrales* de Luschka, qui se répandent dans la couche cellulo-graisseuse du rachis, après avoir accompagné les sinus vertébraux à travers les trous de conjugaison, ou les nerfs propres de la pie-mère, etc. C'est surtout à l'irritation vive et à la pression des racines nerveuses ou des nerfs mixtes périphériques qu'il faut attribuer les douleurs éprouvées par nos malades dans le cours de leur affection.

Ces douleurs névralgiques peuvent être très-vives, et Cruveilhier a dit que la douleur vive est un symptôme des tumeurs extra-spinales qui fait complètement défaut dans les lésions intra-spinales.

D'autres fois, les douleurs sont sourdes, continues, apparaissent par accès, tantôt fixes; le plus souvent semblant suivre le trajet des troncs dans toute l'étendue de leur parcours, mais ayant toujours ce caractère important *de devancer* pendant un temps souvent fort long tous les phénomènes ultérieurs, et semblant ainsi former à eux seuls toutes les apparences extérieures de la maladie. Tous ces caractères, qui ont été décrits avec tant de lucidité et de méthode par le professeur Charcot dans *ses Leçons sur le système nerveux*, s'appliquent en tous points aux kystes hydatidiques avec compression de la moelle épinière, et il suffirait de retracer ici mot à mot ces excellentes conférences pour avoir un tableau très-complet de tous les symptômes que nous donnent nos observations ci-dessus. Qu'il ne nous en veuille donc pas si nous lui faisons de fréquents emprunts, on n'emprunte qu'aux riches. Presque toujours, du moins à une certaine époque de l'évolution de la maladie, a dit ce professeur, ces pseudo-névralgies sont dues à une véritable névrite, comparable à tous égards à celle qui naît et progresse sous l'influence d'une lésion traumatique ; le caractère de la douleur est le même, avec absence de points douloureux exagérés par la pression, un des caractères objectifs des névralgies. Quel que soit le point de départ de la douleur, le principe est toujours le même : celle-ci s'irradie suivant la direction des nerfs dont les origines sont affectées, irritées, comprimées, et elle se conforme, en général, à la loi de *sensation périphérique*.

A ces symptômes succèdent bientôt des fourmillements, des picotements, des sensations de chaud et de froid dans les membres inférieurs ou supérieurs, un sentiment de constriction, des douleurs articulaires; puis les membres deviennent flasques, faibles ; le malade éprouve des secousses, des crampes, de la rigidité temporaire dans les masses musculaires, et, enfin, une paralysie complète, le plus souvent, avec contracture permanente des membres, qui sont entraînés presque toujours (obs. I) dans une flexion qui augmente incessamment; joignons à cela les troubles de la sensibilité qui arrivent ordinairement après les troubles moteurs, lorsque la compression a déjà été portée à un haut degré, et nous aurons tout le cortége de cette succession de symptômes que nous retrouvons dans la plupart des observations mentionnées.

Nous avons vu que, chez ces malades, la moelle avait

été trouvée tantôt indurée, le plus souvent ramollie au niveau de la compression, et que presque toujours la compression avait agi sur toute l'épaisseur de la moelle en travers.

Une seule fois, nous avons noté des troubles momentanés des yeux avec paralysie des paupières (obs. II), mais c'est que les hydatides et la pachyméningite secondaire, dans ce cas, étreignaient circulairement le cordon médullaire à la région dorsale supérieure. L'observation de ce malade est la seule qui nous ait présenté une lésion bien décrite dans une partie de la moelle aussi élevée ; aussi avons-nous eu surtout en vue, dans nos descriptions, les lésions produites dans la région dorso-lombaire. Cette même malade avait eu des douleurs irradiées trois mois avant l'apparition de la paralysie du mouvement et du sentiment, et la cuisse droite se paralysa avant la gauche. Le plus souvent, les deux membres sont paralysés en même temps ; la paralysie peut survenir brusquement, comme chez le malade de Liouville et Strauss, qui se réveilla un matin complètement paraplégique.

Les accidents pseudo-névralgiques, dans l'obs. I, précédèrent de 14 mois les troubles moteurs et sensitifs. Dans l'obs. III, une douleur lombaire, d'abord sourde, circonscrite, puis irradiée, pulsative, lancinante, apparaît sept mois avant les autres accidents. La femme de Mélier eut, trois ans de suite, des douleurs dorsales qui s'étendirent aux membres inférieurs avant l'apparition de la paraplégie.

Le malade de l'obs. V eut des douleurs dorsales pendant dix-huit mois, et ce n'est qu'un mois avant le décès qu'il devint paraplégique ; chez le malade de Bartels, pendant trois mois, pour tout symptôme, on observa des douleurs s'irradiant dans le bras, la main et l'épaule du côté gauche.

Le malade de Reydellet éprouva pendant plusieurs mois des douleurs lombaires avec un sentiment de froid le long du rachis, et, chez lui, les membres inférieurs devinrent anesthésiés avant d'être paralysés du mouvement.

Dans le cas de Cruveilhier, la paraplégie fut très-douloureuse et fut précédée, pendant trois ans, de douleurs lombaires ; nous avons retrouvé cette forme de paraplégie douloureuse dans deux autres observations, ce qui a lieu ordinairement lorsque la moelle est comprimée dans la région lombaire.

L'hyperesthésie des téguments sur les points répondant à la distribution des nerfs comprimés a été notée assez rarement ; chez le sujet de l'obs. I, le moindre frôlement se montrait des plus pénibles sur les parois thoraciques à gauche. L'insensibilité des téguments paraît plus commune ; mais les troubles sensitifs, en tout cas, ont été de beaucoup moins complets que les troubles moteurs et ne sont survenus qu'avec ou après la paraplégie. Une seule fois, ils ont précédé complètement les troubles de la myotilité ; il est, du reste, de règle dans la compression de la moelle, dit le Prof. Charcot, que la transmission des impressions sensitives s'effectue longtemps d'une manière physiologique, alors que les mouvements sont profondément altérés, et il est même rare qu'elle soit jamais complètement interrompue ou même très-sérieusement intéressée ; c'est là une particularité reconnue depuis longtemps par l'observation clinique, et qui établit un contraste avec ce qui a lieu dans les cas de myélites spontanées ou de tumeurs intra-spinales, cas dans lesquels ces lésions occupent très-habituellement, dès leur apparition, les parties centrales de la moelle.

Dans les cas où nous avons trouvé la moelle ramollie, diffluente, réduite en putrilage, la paralysie de la sensibilité a été nécessairement complète, comme celle de la myotilité dans les parties situées au-dessous de la lésion.

Signalons aussi le retard des sensations et leur perversion. Ainsi, chez la malade de l'obs. VI, lorsqu'on pinçait un point quelconque de ses membres, on déterminait de la douleur, mais cette douleur était perçue à la plante des pieds et nullement au point même qui était pincé.

La contracture temporaire et permanente des membres a été notée dans l'obs. I ; elle était en rapport avec la lésion scléreuse trouvée à la moelle au-dessus et au-dessous de son ramollissement. La plupart des malades ont présenté des troubles de la miction, le plus souvent une dysurie (obs. I, III) ; qui, plus tard, peut être remplacée par une incontinence (obs. II).

Enfin on a observé des accès d'épilepsie chez la femme de Montanzey (obs. XIII), qui avait des hydatides dans l'épaisseur même de la moelle épinière ; mais cette affection avait sa cause dans la masse cérébrale qui contenait, comme le cervelet, une grande quantité de vers vésiculaires.

La fièvre, chez la plus part des malades, a fait défaut pendant le cours de la maladie, si ce n'est dans les derniers moments de l'affection. Deux fois, on a signalé de l'amaigrissement réel dans les membres paralysés, mais le plus souvent les muscles ont conservé longtemps leur volume normal ; à moins de complications, la nutrition des parties paralysées reste normale de longs mois, de longues années, et ce n'est que beaucoup plus tard que, par suite de l'inactivité prolongée, l'émaciation survient, et la formation rapide d'eschares se fait aux régions sacrées, trochantériennes.

Chez le malade de l'obs. IX, les muscles longs du dos au-dessous desquels se trouvait le kyste étaient atrophiés et réduits à une lame assez mince.

Comme nous l'avons dit, dans toutes les observations que nous avons citées, la lésion organique a toujours fini par intercepter le cours des fibres nerveuses dans la moelle sur un point et *dans toute son épaisseur* ; nous n'avons donc pas à nous occuper ici des cas où l'une des moitiés latérales de ce centre nerveux aurait été seule lésée par le fait de la compression de la tumeur hydatidique.

Il est curieux, en effet, que l'on n'ait jamais noté cet ensemble fort remarquable et caractéristique de symptômes décrits encore par M. le professeur Charcot, sous le nom d'*hémiparaplégie spinale avec anesthésie croisée*, et qui auraient pu être produits par un kyste hydatinien ayant interrompu le cours des fibres des cordons postérieur et antéro-latéraux *d'un côté* et simultanément aussi les parties correspondant à la substance grise, jusqu'à la ligne médiane dans les régions dorsale et lombaire. Nous avons bien noté deux ou trois fois qu'un membre avait été pris avant l'autre dans sa myotilité, mais cette paralysie ne précédait que de quelques jours à peine la paraplégie complète, et ces symptômes de compression hémilatérale de la moelle, s'ils ont existé quelques heures ou quelques jours, ont pu échapper à l'attention de l'observateur. Nous croyons aussi pouvoir hasarder l'explication suivante de la rareté des lésions d'une partie latérale seulement de la moelle, par une hydatide. Le kyste hydatinien ou le vers vésiculaire lui-même est un produit formé d'une enveloppe presque toujours mollasse, avec un contenu liquide le plus souvent, qui, soit qu'il ait pris naissance entre les méninges, soit qu'il se soit avancé du dehors dans le rachis, soulève d'abord les enveloppes médullaires ou les contourne, remplit peu à peu dans le canal osseux tout l'espace réservé au tissu cellulo-adipeux qui offre peu de résistance et arrive, par la suite, quand il n'étrangle pas circulairement le cordon nerveux (obs. II), à le comprimer contre un point quelconque du canal rachidien, — le plus souvent contre l'arc antérieur. — La moelle sera donc enserrée dans un espèce d'étui dont un des points de la circonférence sera formé par l'arc osseux du rachis et les autres par l'enveloppe kystique elle-même.

Chez les sujets des observations rapportées ci-dessus, il n'a été noté aucune éruption bullaire, zona ou autre, le long de la distribution des nerfs irrités.

ETIOLOGIE

Nous sommes dans l'ignorance la plus complète en ce qui concerne les causes sous l'influence desquelles se développent les hydatides dont nous nous occupons. — Nous avons bien remarqué que plusieurs des malades sur lesquels l'on a vu apparaître cette affection avaient été soumis à quelque violence extérieure, à des chutes, à des contusions aux endroits mêmes dans lesquels se sont développées les hydatides. (Obs. I, V, IX.).

Vigla (1) rapporte le cas d'un homme qui est atteint de douleur et de dyspnée à la suite d'une contusion, après avoir été renversé par un taureau et qui, 15 mois après, fut opéré, avec succès, d'un kyste hydatique intra-thoracique droit.

Cette supposition est d'ailleurs conforme aux idées généralement admises sur la formation de ces entozoaires, en quelque lieu qu'ils se fixent, et en particulier à l'opinion de Cruveilhier (2). Nous devons cependant accepter les détails que les malades nous donnent qu'avec une extrême défiance, car nous savons combien ils ont de tendance à rapporter l'origine de leur mal à quelques violences extérieures.

Dans nos 17 malades nous trouvons 7 hommes et 10 femmes. Peut-on dire, d'après ce chiffre, que cette maladie paraît plus fréquente chez les femmes que chez les hommes ? Elle apparait, de préférence dans l'âge adulte moyen, de 20 à 40 ans surtout ; l'âge a été, dans les faits signalés, de 52, 40, 38, 39, 40, 29, 26, 25, 22 et 20 ans. Cinq observations ne relatent pas l'âge du malade. Dans tous les cas où l'état antérieur a été noté, tous les malades avaient joui, jusqu'à l'apparition des premiers symptômes du développement de la maladie, d'une santé habituellement bonne, la plupart étaient fortement constitués ; une seule fois (obs. IX), on trouva à l'autopsie des tubercules dans le poumon gauche.

Deux fois les premiers symptômes de la maladie apparurent pendant une grossesse.

Dans aucune des observations, le mode d'alimentation

(1). Vigla. Hydatides de la cavité thoracique. *Arch. gén. de méd.* t. VI 5e série.

(2) Dict. de méd. et chir. pratique, t. I, art. Acéphalocystes.

habituel des malades n'a été noté ; aucun n'a dit avoir rendu de ver solitaire, et à l'autopsie on n'a jamais noté la présence du tænia. Nous ne ferons pas rentrer dans le cadre de notre travail de nous occuper du mode de production ou de migration des entozoaires chez l'homme, quelque intéressante que puisse être la question ; mais, par quel mécanisme, par exemple, un entozoaire est-il venu se développer dans le thorax, puis le rachis de notre patient de l'obs. I? Par quel mode de transport bizarre une hydatide est-elle venue se fixer primitivement « dans le canal vertébral, au milieu des veines rachidiennes, » comme chez le malade de Cruveilhier? Est-ce par les voies lymphatiques ou par toute autre voie, selon les opinions de Zenker, Virchow, Davaine, Cohn, etc.? Nous ne pouvons le dire, et il ressort des travaux récents, et en particulier de celui du docteur E. Leudet (1) que la question est loin d'être résolue.

Un ver a pénétré dans l'organisme, voilà ce qu'il y a de certain, quelle que soit la voie qu'il ait prise, il va s'y fixer ; d'après nos observations, nous le voyons (obs. I.) se développer entre la plèvre et les septième et huitième côtes gauches, accolé aux vertèbre dorsales ; ici n'a-t-il pas eu son premier point de départ dans l'os même, dans une des deux côtes, dont les lésions paraissent si anciennes et comme des auteurs en ont rapporté des exemples? Dans plusieurs observations, les lésions profondes des os, la proximité du kyste, des parties osseuses laisserait à penser, que dans certains cas, l'on aurait eu affaire primitivement à des hydatides osseuses. Comme dans les obs. II, V, VI, VII, et VIII, où

(1) Clinique méd. de l'Hôtel-Dieu de Rouen (1874).

l'hydatide se développe sur le côté des vertèbres ou sur les côtes, ou dans les gouttières vertébrales.

L'obs. III est un cas de kyste vermiculaire développé dans l'abdomen contre le corps des première et deuxième vertèbres lombaires ; il était, dit Chaussier, « comme formé par le périoste de ces os. » Dans l'obs. IV, le kyste paraît s'être développé dans les parties profondes du dos, avant d'avoir rencontré et détruit les lames des deux vertèbres dorsales pour s'introduire dans le canal vertébral. Les sept autres observations sont des exemples d'acéphalocystes développés d'emblée dans le canal rachidien.

DIAGNOSTIC

M. Charcot, dans ses leçons *sur les compressions lentes de la moelle épinière*, indiquait le cas d'ouverture d'un kyste hydatique dans le canal rachidien et prémunissait contre la difficulté du diagnostic ; en effet, en étudiant les observations qui ont été publiées sur les hydatides avec compression de la moelle, on voit que la maladie n'a jamais été reconnue qu'après l'ouverture du kyste, soit par une opération (obs. X, XI,) soit à l'autopsie (obs. 1, 2, 3 et suivantes) et toujours par l'examen direct du produit morbide. Cette remarque prouve mieux que toutes les raisons possibles les difficultés du diagnostic.

Toute tumeur se développant dans le canal vertébral en s'avançant de dehors en dedans pourra être confondue avec une tumeur hydatique : tels sont les sarcômes, les fibrômes de la dure mère, le psammome et l'épithéliome de l'arachnoïde et de la pie-mère, le myxome qui se développe aux dépens des racines nerveuses intra-rachidiennes. Il en est de même des abcès par congestion (obs. XI), des anévrysmes aortiques, du mal de Pott, du cancer vertébral, lorsque ces tumeurs seront disposées de façon à comprimer, à irriter les nerfs spinaux ou en raison même des douleurs dont elles s'accompagnent.

Ce n'est que par l'étude de la succession des symptômes que l'on pourrait arriver au diagnostic, ou, pour parler plus juste, à soupçonner un kyste hydatique avec compression de la moelle.

Peut-être, dans un cas semblable à notre sujet de l'obs. I., avec les données bien précises de l'auscultation et de la percussion, pourrait-on reconnaître un kyste intra-thoracique avec progression vers le rachis ; mais, en supposant que l'on ait l'idée d'un kyste semblable, comment, par exemple, le différencier d'un cas comme celui rapporté par Sieveking (1), où une femme de 43 ans présenta une hémiplégie partielle à droite, des douleurs très-vives dans le dos et les reins, suivies de paraplégie, de matité dans une partie de la poitrine du côté gauche et donna à l'autopsie un cancer encéphaloïde dans la partie correspondante du poumon gauche, avec hypertrophie des ganglions bronchiques dont ceux qui étaient le plus en arrière avaient envoyé des prolongements dans les trous vertébraux, prolongements qui comprimaient la moelle au milieu de la région dorsale ? Comment faire un diagnostic différentiel dans un cas semblable, si dans l'organisme l'on ne trouve aucune autre manifestation de la diathèse cancéreuse ?

Signalons encore la pachyméningite hypertrophique cervicale, l'ostéomalacie, l'irritation spinale, dont la symptomatologie se rapprochera beaucoup de notre affection.

Le kystes hydatiques avec compression de la moelle

(1) Sieveking S. Mary's Hospital. (*Brit. med. Journal*, 1873.)

épinière ne présentent donc aucun symptôme pathognomonique et propre à conduire, sans embarras, à un diagnostic certain ; j'insisterai pourtant sur la douleur locale, fixe au début, et durant pendant toute l'affection, qui a été notée presque toujours au niveau du siége du kyste ; si avec tous les signes que nous avons donnés on parvenait à diagnostiquer un kyste hydatique dans les conditions dont nous parlons, je crois qu'il s'agirait là d'un tour de force médical, si je puis m'exprimer ainsi, d'un coup heureux plutôt que d'un de ceux que les combinaisons de la science actuelle et de nos moyens d'investigation permettent, en quelque sorte de reproduire à toute occasion. Peut-être, bientôt, arrivera-t-on à signaler le fait dominant de leur histoire clinique, mais d'ici là, plus d'une méprise se reproduira sans doute encore, vu la rareté surtout des kystes hytadiques du canal rachidien. Une ponction exploratrice est le seul moyen qui reste au médecin pour résoudre le problème lorsqu'elle sera praticable ; si elle eût été faite chez les sujets des obs. I et IX, elle eût conduit certainement à un diagnostic positif.

Comme guide du diagnostic, il est utile de rechercher si cette variété de kyste, en communication avec le rachis, est restée habituellement isolée dans une des parties de notre organisme, ou si elle coexiste avec la présence de kystes semblables dans d'autres organes ; on conçoit, en effet, le renseignement précieux que pourrait fournir, dans tous ces cas douteux et difficiles, la présence d'un kyste hytadique du foie, par exemple. Or, quoiqu'il soit, en général, plus fréquent d'observer des kystes multiples que des hydatides isolées, nous n'avons que trois cas vérifiés par l'autopsie qui nous fournissent des vers vésiculaires dans plusieurs organes (obs. VII), où il existait un kyste hydatique du foie (obs. XIX), où on trouva un petit kyste dans la glande pituitaire et (obs. XIII) où le sujet présenta des hydatides multiples dans l'épaisseur du cerveau, du cervelet et à leur surface.

PRONOSTIC, MARCHE, TERMINAISON

Tout kyste hydatique peut déterminer la mort par lui-même et par les nombreuses complications dont il est souvent le point de départ ; *a fortiori*, quand il a lésé des organes aussi importants que le centre nerveux médullaire, il est presque inutile de s'arrêter au pronostic : seize cas connus et décrits de kystes hydatiques avec compression de la moelle épinière, seize cas de mort enregistrés. La guérison spontanée paraît impossible; les deux cas dans lesquels on est intervenu chirurgicalement, sans que la nature de la tumeur ait été reconnue, ont eu une issue fatale ; il est bon de dire cependant qu'une de ces malades a survécu un an à cette opération, dans un état de santé relativement satisfaisant, quoique étant restée paraplégique. La marche de l'affection a toujours été lente ; elle a varié entre plusieurs mois et plusieurs années.

TRAITEMENT

La thérapeutique est le but final de tout travail clinique, mais quel traitement rationnel et efficace diriger contre une tumeur dont le diagnostic est si difficile, et dont la nature et le contenu toujours méconnu, *per vitam*, est à peine attaquable dans sa vitalité et sa nutrition ?

Toutes les tentatives, faites jusqu'à nos jours, pour

détruire dans l'organisme les vers vésiculaires ont eu des fortunes variées, mais toujours peu encourageantes. Pour le médecin, les révulsifs, les calmants sous toutes les formes, la médecine de symptômes, enfin, voici la base du traitement médical qui a été employé chez la plupart des malades. Les douleurs n'ont pu souvent être maîtrisées, même avec des doses d'opium fort élevées (obs. IX). Le malade de l'obs. I ne pouvait obtenir de sommeil, et je me rappelle lui avoir vu administrer, dans les vingt-quatre heures, 0,20 c. d'extrait thébaïque en pilules, et 0,12 c. de chlorhydrate de morphine en injection sous-cutanée, sans qu'on ait pu obtenir du repos ou la cessation de la douleur; ce qui rappelle l'expression si énergique et si capitale en thérapeutique de Peyrilhe : « Si, quand nous donnons l'opium comme quatre, le malade ne s'endort pas, c'est qu'il est éveillé au moins comme cinq. » Les docteurs Bird et Fitzgerald de Melbourne ont prétendu que le kamala, le bromure de potassium ont une influence réelle sur le kyste et peuvent déterminer sa mort; le nommé Lat... (obs. I), a pris, pendant six mois — pour combattre ses phénomènes nerveux — le bromure de potassium à la dose de 4 grammes, et l'autopsie nous a montré des vers vésiculaires en parfaite santé. Le traitement médical est donc à peu près nul; quant au traitement chirurgical, il paraîtrait avoir plus de chance de succès et comprendrait, dans nos cas, plusieurs méthodes : 1° la ponction, 2° l'incision, 3° les courants continus; il est vrai que deux tumeurs incisées à la région lombaire (obs. X et XI) ont donné deux insuccès, mais là le siége primitif des hydatides était le canal vertébral lui-même, et l'ouverture pratiquée, comme dans le cas d'un vulgaire abcès, a permis néanmoins à un des deux malades de vivre une année sans trop de souffrance.

Le docteur Bird, dans son travail « *On the treatment of hydatid cysts in the viscera* (1) parle de la ponction des kystes du foie et du poumon à l'aide du trocart fin et de la canule. « Le danger de l'opération, dit-il, est presque nul ; bien souvent j'ai ponctionné de ces kystes à des malades, qui, le même jour, retournaient à la campagne. » On retire autant de liquide que possible, et on est en droit de faire cette opération chaque fois que l'on est certain de la présence d'un kyste, ou même lorsque *l'on ne fait que le soupçonner* ; car, avec certaines précautions, l'exploration du foie et du poumon avec un trocart fin est sans danger. A ce propos, il rapporte plusieurs observations ; une concerne une jeune fille de 19 ans qui guérit d'un kyste du lobe supérieur du poumon gauche, après une ponction sous la clavicule ; une autre est l'obs. d'un enfant de 9 ans qui guérit également par la ponction d'un kyste du foie et d'un kyste énorme au sommet du poumon droit, après l'usage du bromure de potassium et du kamala à haute dose.

M. Fitzgerald, chirurgien de l'hôpital de Melbourne, incisa, en 1873, un kyste ancien du poumon entre les côtes et le vida avec le doigt et une écope ; la guérison fut rapide.

S'il est des paraplégies susceptibles de guérison, « dit Cruveilhier (2), ce sont assurément celles qui résultent

(1) *Medical Times and Gazette*, 9 juillet 1873, p. 164, F. Lancereaux ; *Revue des sciences médicales*, G. Hayem, t. IV, p. 325.

(2) J. Cruveilhier, op. cit., liv. XXV.

de la compression de la moelle par *une cause susceptible d'être enlevée.* On conçoit, en effet, que celles de ces paraplégies qui résultent d'une altération plus ou moins profonde du tissu de la moelle ou qui dépendent d'une cause de compression sur laquelle nos moyens thérapeutiques n'ont aucune prise, sont marquées au cachet de l'incurabilité, » et, en parlant de la malade, Pelletan dont nous avons reproduit l'observation (n° IX) continue : « J'ai le regret de n'avoir rien fait pour la malade ; je suis cependant convaincu que si, à l'époque de l'entrée de la malade à l'hôpital, alors que le tissu propre de la moelle n'était pas altéré dans son organisation, le diagnostic avait été bien établi, il aurait été possible de la guérir en ouvrant le kyste ; il aurait été rationnel de faire une ponction exploratrice ou d'appliquer sur cette petite tumeur dépressible, fluctuante, intermédiaire aux apophyses épineuses de la dernière vertèbre dorsale et de la première vertèbre lombaire, qui a été diagnostiquée du vivant de la malade ; n'est-il pas évident que l'issue des acéphalocystes aurait dégagé la moelle et aurait pu être suivie de la guérison, si toutefois cette évacuation avait eu lieu à cette période de la maladie dans laquelle la moelle était simplement comprimée sans aucune altération de texture. »

Ces réflexions ne sont-elles pas vraiment aussi applicables au sujet de l'obs. I qu'au malade de Cruveilhier ; si en mai 1872, lorsque l'on crut reconnaître une pleurésie enkystée gauche qui résistait à tout traitement, on eût pratiqué, comme dans les cas de Bird, une ponction exploratrice — ponction capillaire absolument inoffensive — entre la septième et la huitième côte, à l'endroit où la matité était bien franche avec abolition de la respiration, on fût arrivé d'abord à établir le diagnostic et on eût pu, alors que les lésions médullaires n'étaient pas accentuées, ou employer les courants continus, ou mieux, comme dans le cas de Fitzgerald, vider la poche kystique par une incision. Ce malade, selon nous, présentait une disposition avantageuse pour la réussite de l'opération, c'était la non-rupture du kyste dans le rachis et la solidité de la poche qui eût peut-être permis à la rigueur de chercher à en produire l'oblitération par une injection iodée. N'oublions pas aussi qu'à une période même plus avancée, où les symptômes de compression médullaire sont plus manifestes, et malgré des lésions profondes de la moelle, les fonctions de cette dernière peuvent se rétablir.

Nous livrons ces réflexions à l'attention d'observateurs qui pourront se trouver en présence de cas semblables ; quant à nous, un cas à peu près pareil à celui que nous avons observé (obs. I,) se présenterait à notre étude, nous inspirant des observations rapportées et des réflexions précédentes de Cruveilhier, de l'innocuité bien constatée aujourd'hui des ponctions capillaires, de la régénération des tubes nerveux au niveau du point comprimé, nous n'hésiterions pas agir. Dans des maladies comme celle-ci, dont le terme est infailliblement la mort, nous croyons qu'après s'être entouré de toutes les précautions nécessitées dans des cas aussi ardus, et après avoir étudié, pesé les moindres symptômes, la devise de tout médecin soucieux de la vie de ses semblables doit être — s'il en temps encore, — *audere ultima ;* et, en agissant ainsi, il ne prendra fantaisie à personne d'imiter, à son égard, ce plaisant qui fit cette épitaphe à un médecin du nom de Chéron, mort en 1689 (1) :

Monsieur le médecin Chéron
Ne m'a tasté pouls ny artère,
Son seul minois froid et austère,
M'a poussé dedans l'Achéron.

(1) *Ephémérides médicales.* 24 avril 1689.

A. Parent, imprimeur de la Faculté de Médecine, rue M.-le-Prince, 31.

www.ingramcontent.com/pod-product-compliance
Ingram Content Group UK Ltd.
Pitfield, Milton Keynes, MK11 3LW, UK
UKHW012102240726
13965UKWH00004B/1485

9 782013 473866